DIABÈTE

ESSAI DE THÉRAPEUTIQUE PHYSIOLOGIQUE

PAR

Le docteur V. FRÉMONT

MÉDECIN DE L'HOPITAL THERMAL A VICHY

Ancien préparateur et lauréat de la Faculté de médecine de Paris,
Ancien interne-lauréat des hôpitaux de Paris,
Médaille de bronze des eaux minérales décernée par l'Académie,
Médaille de bronze de l'Assistance publique de Paris,
Membre de la Société anatomique, etc.

PARIS

G. MASSON, ÉDITEUR

Librairie de l'Académie de médecine

120, BOULEVARD SAINT-GERMAIN

1891

DIABÈTE

ESSAI DE THÉRAPEUTIQUE PHYSIOLOGIQUE

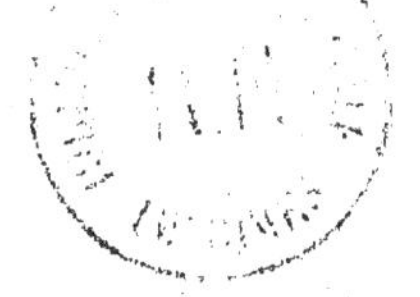

PAR

Le docteur V. FRÉMONT

MÉDECIN DE L'HOPITAL THERMAL A VICHY

Ancien préparateur et lauréat de la Faculté de médecine de Paris,
Ancien interne-lauréat des hôpitaux de Paris,
Médaille de bronze des eaux minérales décernée par l'Académie,
Médaille de bronze de l'Assistance publique de Paris,
Membre de la Société anatomique, etc.

PARIS
G. MASSON, ÉDITEUR
Libraire de l'Académie de médecine
120, BOULEVARD SAINT-GERMAIN
1891

DU MÊME AUTEUR

Les Eaux potables de Vichy (1886).

Action de l'Eau de Vichy sur la nutrition, couronné par l'Académie de Médecine de Paris (G. Steinheil, 1887).

Des Micro-organismes des Eaux minérales de Vichy. (Académie de Médecine, 3 avril 1888.)

Action des diastases des bactéries, contenues dans les sources de la Grande-Grille et de l'Hopital de Vichy, sur les Albuminoïdes. (Soc. de Biologie, 7 avril 1888.)

De quelques variétés de Tumeurs congénitales de l'ombilic et plus spécialement des tumeurs adénoïdes diverticulaires (en collaboration avec M. le professeur Lannelongue). (*Archives générales de Médecine*, janvier 1884.)

De la pleurésie à signes pseudo-cavitaires, couronné par la Faculté de Médecine de Paris (Paris, chez Asselin et Houzeau, 1885.)

Cancer primitif du Péritoine. (In *Bulletin de la Société anatomique*, 1882.)

Note sur le Traitement du Prolapsus du rectum par la méthode de Duchenne de Boulogne. (In *Bulletin de la Société clinique*, 1884.)

Invagination intestinale, sortie par l'anus du bout invaginé, réduction, guérison. (In *Bulletin de la Société clinique*, 1884.)

Purpura hémorrhagique : dilatation énorme des capillaires au niveau des taches, globules rouges plus volumineux. (In Th. Agrég. du Dr Du Castel, 1883.)

Lavements d'eau de Vichy dans les affections du foie avec dilatation de l'estomac. (In *Bul. Soc. d'hydrologie de Paris*, 1890.)

Vichy. Indications et contre-indications (G. Steinheil, 1889).

Nutrition chez les diabétiques, ses modifications par les Alcalins. (Académie de Médecine, séance du 14 avril 1891.)

Diabète (Essai de thérapeutique physiologique)[1].

1. Un vol. de 500 pages, sous presse, 1891.

DIABÈTE

ESSAI DE THÉRAPEUTIQUE PHYSIOLOGIQUE[1]

« *Le diabète sucré est caractérisé par la pré-*
« *sence constante et prolongée du sucre dans*
« *l'urine des 24 heures, avec une alimentation*
« *ordinaire.* »

HISTORIQUE

Cette affection a été décrite de tout temps : Trop grande abondance d'urine (Celse), Diarrhée urineuse (Galien), Consomption urineuse (Arétée), Polyurie (Seidel), Tabes diurétique, Diabète, etc.

En 1674, *Thomas Willis* découvrit la saveur sucrée de l'urine de certains malades urinant trop : il distingua un diabète sucré et un diabète insipide. En 1775, *Pool* et *Dobson* font évaporer de l'urine diabétique et obtiennent un résidu granulé à saveur sucrée. En 1778, *Cauley*, puis *Frank* en 1791, font fermenter cette urine et en retirent de l'alcool. Enfin, en 1815, *Chevreul* établit que *le sucre diabétique est du sucre de raisin ou glycose.*

Dès 1797, *John Rollo* indique que le diabète peut guérir par l'abstinence des végétaux, un régime animal exclusif, l'emploi des narcotiques, etc.

Le sucre est trouvé dans le sang des diabétiques par

1. Extrait d'un volume de 500 pages sur le même sujet (*sous presse*).

Ambrosiani, 1835; Maitland, 1836; Mac Grégor, 1837; Bouchardat, 1839.

Tiedmann et Gmelin, 1827, constatent les premiers la présence du sucre dans le chyle de chiens nourris avec des féculents. Magendie et R. T. Thomson, 1845, découvrent en même temps le sucre dans le sang de chiens nourris avec de la fécule. Claude Bernard, 1848, démontre que le *sang normal renferme du sucre*. De cette époque, jusqu'à sa mort, il ne cessa d'étudier cette question de la *glycogénie animale*. Depuis Cl. Bernard, les travaux sur le diabète, sur la présence passagère du sucre dans l'urine sont devenus excessivement nombreux.

Le mot diabète ne s'applique qu'à un état morbide bien défini : le passage permanent et prolongé du sucre dans les conditions d'alimentation normale. Il n'y a pas lieu de le conserver pour désigner les états bien différents qu'on désigne plus justement sous le nom d'*Azoturie*, *Polyurie*, *Phosphaturie*.

Nature du sucre diabétique. — Quels que soient les sucres introduits par l'alimentation du sang, tous y pénètrent sous la forme d'un seul sucre, la *glycose* ou sucre de raisin $C^{12} H^{12} O^{12}$. C'est ce sucre qui existe normalement dans le sang, qu'on trouve à l'état pathologique dans l'urine des diabétiques (les exceptions sont rares). *Ce sucre dévie à droite la lumière polarisée*. La levûre de bière le décompose en acide carbonique et en alcool $C^{12} H^{12} O^{12} = 4\ CO^2 + 2\ C^4 H^6 O^2$.

Ce sucre se combine avec les alcalis caustiques pour former des glycosates. Si l'on mélange deux solutions alcooliques de potasse et de glycose, il se précipite immédiatement un glycosate de potasse sous forme de flocons blancs.

La glycose se combine à la chaux caustique en présence de l'eau ; la dissolution filtrée et additionnée d'alcool laisse précipiter le glycosate de chaux.

Lorsqu'on ajoute à la potasse une solution de sulfate de cuivre, il se fait un précipité bleu pâle d'hydrate d'oxyde, soluble dans un excès de potasse, et la liqueur se colore en bleu (bleu céleste) : *Ce liquide, chauffé en présence de glycose, donne lieu à un précipité de protoxyde de cuivre, d'abord jaune, puis rouge, qui ne tarde pas à se déposer.*

Sucre dans le sang normal ou glycémie (γλυκύς, doux ; αἷμα, sang).

Le sucre existe normalement dans le sang (Cl. Bernard) des herbivores et des carnivores, sous forme de glycose.

Exceptionnellement, il existe de la lévulose ou glycose lévogyre, de la lactose ou sucre de lait, du sucre interverti. La lactose se montre chez les femmes en lactation ; le sucre interverti, après un repas abondant en féculents. Il n'y a jamais de sucre de canne ou saccharose.

La quantité de sucre contenue dans le sang des artères oscille entre 1 ou 2 grammes pour mille. Lorsque le sang est hors de ses vaisseaux, le sucre est rapidement brûlé ; cela explique pourquoi Pavy n'en a pas trouvé pendant de longues années.

Les veines renfermeraient moins de sucre dans le sang que les artères, d'après Cl. Bernard, Chauveau. Mais les différences qu'ils indiquent sont minimes ; d'autre part, les chiffres qu'ils fournissent, ceux que donnent Pavy, Bock, Hoffmann, Figuier, Abeles, von Mering, Lépine diffèrent assez entre eux pour l'évaluation de la quantité normale de sucre dans le sang, pour qu'on puisse incriminer des erreurs de procédé d'analyse.

On peut seulement conclure que : 1° le sang humain renferme du sucre à l'état normal de 0 gr., 5 à 2 gr. par kilog. ; 2° la quantité physiologique avec ses oscillations normales chez l'homme n'est pas établie.

Origines du sucre du sang. — Tous les aliments, mais surtout les hydrocarbonés, peuvent fournir du sucre au sang. Si les aliments sont supprimés, l'économie fait du sucre aux dépens de ses propres éléments ; peu de jours avant la mort, le sucre est encore en quantité normale dans le sang.

La salive, le suc pancréatique mis en contact dans un vase avec des féculents les transforment en maltose, en érythrodextrine, achroodextrine et enfin en sucre. Il reste toujours une petite quantité réfractaire à la transformation, ou *dystropodextrine*. Dans l'économie, il ne se forme pas de maltose, mais seulement de *la glycose*.

D'après Brücke, la fécule est transformée par la digestion gastrique principalement en érythrodextrine : le sucre ne serait formé que dans l'intestin grêle par l'action du suc pancréatique.

Ellenberger, Hofmeister, Goldschmidt, Seegen ont trouvé du sucre dans l'estomac. Dans mes nombreuses analyses de suc gastrique, pratiquées à Vichy, j'ai trouvé souvent du sucre.

La veine porte absorbe le sucre de l'intestin (von Mering). Drosdroff a trouvé dans le sang de cette veine un peu de sucre de canne ; von Mering, de l'achroodextrine lorsque l'alimentation consiste exclusivement en sucre et dextrine.

Formation du sucre dans le foie. — Cl. Bernard

démontra que le foie forme du sucre, en établissant que le sang des veines sus-hépatiques renferme plus de sucre que le sang de la veine porte. Il formerait ce sucre aux dépens d'une substance non azotée, *glycogène* (Cl. Bernard), *zooamyline* (Rouget), *amidon animal, inuline, bernardine* (Pavy).

Pavy, Schiff, Lussana ont dit que le foie ne fabriquait du sucre que par suite de maladie ou de mort. Actuellement même, ces auteurs admettent la fabrication du sucre par le foie à l'état normal. Seegen admet que le foie fabrique du sucre directement sans intervention de glycogène.

Sources de la glycogénie hépatique. — Les aliments fournissent à la glycogénie hépatique les matériaux dont elle a besoin. L'inanition n'arrête pas cette fonction ; le sucre persiste dans le sang jusque trois ou quatre jours avant la mort.

L'influence du système nerveux sur la glycogénie hépatique est considérable. — Cl. Bernard ayant sectionné les nerfs pneumogastriques du cou, constata que le sucre du sang veineux du foie disparaissait. Excitant le bout central, il vit le sucre se reformer et augmenter au point de passer dans l'urine. La section de ces nerfs dans l'abdomen ne trouble pas la glycogénie. Il en conclut que cette fonction est placée sous la dépendance d'une action réflexe dont les pneumogastriques sont la voie centripète et la surface pulmonaire le point de départ.

Depuis on a constaté que les excitations d'un grand nombre de points du système nerveux central (racines spinales postérieures, pont de Varole (Schiff) ou périphérique (sciatique, Schiff, Laffont) peuvent déterminer de la glycosurie ou passage du sucre dans l'urine. L'excitation du bout central du nerf dépresseur de Cyon (lapin) agit comme celle des pneumogastriques. C'est le noyau des nerfs pneumogastriques au plancher du 4e ventricule qui est le point précis des centres nerveux où l'excitation se réfléchit pour se propager au foie.

Cl. Bernard, en *piquant le bulbe entre l'origine apparente du nerf pneumogastrique et de l'acoustique, a toujours produit de la glycosurie ;* celle-ci cesse après deux jours. Si l'on pique le même centre, l'effet est nul ; si l'on pique le centre du côté opposé, la glycosurie se reproduit (Laffont).

Quel est le trajet de l'arc réflexe depuis le bulbe jusqu'au foie? C'est d'abord la moelle épinière, car ses sections pratiquées à la région cervicale suspendent la fonction glycogénique si elles sont faites au-dessous du renflement cervico-brachial. Non seulement la moelle conduit les excitations glycogénésiques, mais encore elle contient un centre qui modifie les excitations et accumule la matière glycogène dans le foie. Au-dessous du cou, les sections de la moelle n'influencent plus la glycémie.

Laffont a constaté que l'arrachement des trois premières paires de nerfs dorsaux supprime les effets glycogénésiques de l'excitation du bout central des nerfs pneumogastriques. Pour Cyon et Aladoff, l'extirpation des ganglions cervicaux, ou seulement du dernier, produit la glycosurie. Eckhardt a constaté le même fait par la section du ganglion cervical inférieur ou du premier thoracique. Franck a vu que la section du nerf vertébral qui contient, d'après lui, les vasomoteurs du foie, entraine la glycosurie.

D'après ces expériences, la voie centrifuge des actions glycogéniques du bulbe au foie est représentée par plusieurs nerfs sortant de la moelle cervicale et dorsale.

Comment s'exerce l'action du bulbe? Pour François Frank, l'innervation de tous les viscères abdominaux est en rapport avec deux centres : le bulbe et le plexus solaire; ce dernier, sous la dépendance du bulbe, reçoit l'influence du sytème cérébro-spinal par les très nombreux filets qui émanent de la moelle et vont former les cordons du grand sympathique. Lorsqu'on pique le bulbe, lorsqu'on coupe le ganglion semi-lunaire du plexus solaire, l'effet est le même, tous les vaisseaux abdominaux sont dilatés, tous les organes sont congestionnés et il y a une glycosurie rapide. Tout se réduirait à laver le foie par une circulation active.

Du glycogène musculaire. — Rouget et Cl. Bernard ont trouvé du glycogène dans les muscles du fœtus; depuis on a reconnu qu'il fait partie des éléments normaux des muscles; à l'état de repos il peut former 10 °/₀₀ de muscle. On y trouve aussi de la glycose et de l'inosite. Zimmer pense que les muscles, en ne détruisant pas le sucre, sont la cause du diabète.

Quantité de sucre versée par le foie dans le sang. — On ne possède pas actuellement d'analyses assez certaines pour calculer cette quantité d'une manière exacte. On ne peut l'établir par la différence de la richesse des sangs artériel et veineux en sucre, car les auteurs citent des chiffres contradictoires.

Le sang en traversant le foie se charge de sucre, un gramme pour mille environ. Tenant compte de la vitesse du sang, dans le foie on peut dire que cet organe livre au sang en 24 heures environ 550 à 600 grammes de sucre.

Mais cette estimation ne saurait être absolument certaine, car, d'après Abeles, contrairement à Seegen, les veines sus-hépatiques renferment un sang à peine plus riche en sucre que le sang de la veine porte. A l'état normal, l'activité glycogénique du foie ne serait pas aussi grande qu'on l'admet généralement.

Rôle du sucre dans le sang. — Le sucre, dans l'économie, est brûlé ou transformé en graisse. Il est le véritable agent de la production de chaleur et de l'énergie musculaire (Chauveau).

Voit, Ed. Smith, Beigel, Hammond, Ritter, Parkes ont constaté que l'urée, pendant les jours de marche, comparée aux jours de repos, présente une différence insignifiante de 2 ou 4 grammes de plus d'urée en 24 heures.

Fick et Wislicenus faisant l'ascension du Faulhorn constatent que la combustion de tous les produits azotés ou autres, éliminés par les urines, n'ont pu fournir que le tiers du travail. Enfin, si l'on pense que l'alimentation carnée augmente énormément l'urée et le travail peu, on admettra l'importance de la combustion du sucre dans une source de chaleur et de force. Lorsque le sucre pénètre en trop grande quantité dans l'économie pour ses besoins, il se transforme en graisse jusqu'au jour où la disette survenant, celle-ci sert à faire de la chaleur et à attendre des jours meilleurs.

Passage du sucre dans l'urine. — Brücke, Bence Jones, Ivanoff, Armand Gautier, Pavy, Quinquaud, Germain Sée ont trouvé du sucre dans l'urine à l'état normal. Mais, avec nos moyens d'investigation usuels, nous ne trouvons pas de sucre dans l'urine normale.

Lorsque nous trouvons du sucre dans un échantillon

d'urine, nous pouvons conclure qu'il y a un trouble physiologique momentané ou définitif.

Cl. Bernard a établi que *si la proportion de sucre dans le sang dépasse* 2,5 $^{0}/_{00}$ *le sucre passe dans l'urine.* Or cette augmentation peut être produite : 1° parce que le sucre n'est pas détruit ; 2° parce qu'il est fabriqué en quantité trop considérable.

Quel que soit celui de ces moyens ou causes, il peut agir pendant peu de temps sans entraîner d'accident du côté de l'économie : c'est la *glycosurie;* s'il persiste, s'il est permanent, il constitue une maladie plus ou moins grave, suivant les cas : le *diabète.*

Variations physiologiques de la glycémie. Quantité maximum. — La digestion, la respiration, la circulation, la lactation exercent une action manifeste sur la glycémie et lui impriment de légères oscillations.

Influences digestives. Le sang reçoit son sucre du foie, mais celui-ci en fabrique beaucoup plus pendant la période digestive que dans l'état de jeûne. Si l'alimentation se compose de substances rapidement transformées en glycose (sucre de canne, dextrine), et en grande abondance, il passe en peu de temps une quantité si considérable de sucre dans le sang, qu'à un moment donné il s'élimine par les reins et apparait dans l'urine. En général, la transformation des aliments hydrocarbonés en sucre est assez lente pour que le foie puisse retenir le sucre et ne le livrer au sang qu'au fur et à mesure des besoins de l'économie. Les aliments quaternaires, albuminoïdes, fournissent des éléments suffisants au foie pour faire du sucre, à condition qu'ils soient consommés en quantité assez grande.

Lorsque le rôle du foie comme distributeur du sucre

alimentaire est supprimé, ce sucre apparaît dans l'urine. Veine porte oblitérée (pyléphlébite ou ligature), veine-porte gênée dans son écoulement vers le foie (cirrhoses). Dans ces conditions, le sang et le sucre alimentaire passent dans la circulation générale par les anastomoses de la veine porte avec les hypogastriques, azygos, diaphragmatiques, etc.; le sucre peut se montrer dans l'urine. On peut conclure dans les maladies du foie après les recherches de Colrat, Couturier, Lépine, Robineaud, Roger, que si le sucre apparait dans l'urine après un repas chargé en sucre, la cellule hépatique est gravement atteinte; s'il ne se montre pas dans l'urine, c'est qu'elle est encore en bon état. Cette recherche a une valeur pronostique égale à celle de la constatation de l'urobilinurie permanente signalée par M. Hayem.

a. **Glycosurie alimentaire.** — Les aliments féculents, si riches en sucre, ne déterminent jamais le passage du sucre dans l'urine de l'homme bien portant. Lehman, après deux jours de nourriture avec du sucre et de la graisse, n'a pas trouvé de sucre dans son urine. Mais Worm-Muller, en faisant absorber 250 grammes de sucre de canne, le retrouve dans l'urine à la dose de 7 à 8 grammes °/₀₀. C'est là une *glycosurie de laboratoire*, car jamais un repas ne se compose d'une telle quantité de sucre.

Dans les affections du foie, on peut voir de la glycosurie transitoire: il semble que l'état du système nerveux est pour beaucoup dans sa production, car on la trouve dans des cas en apparence très dissemblables.

b. **Glycosurie par empoisonnement.** — Un grand nombre de toxiques entravent la combustion de la glycose du sang et déterminent ainsi de l'hyperglycémie qui peut aller jusqu'à la glycosurie. Curare (Cl. Bernard), oxyde de carbone, gaz d'éclairage (Frerichs), nitrite d'amyle (Hoffmann), méthyldelphinine (Kuls et Beschop), acide orthonitrophénylpropiolique (Hoppe-Seyler), strychnine (Schiff), phloridzine (von Mering, G. Sée, Gley), phlorétine (Kulz et Wright), acide cyanhydrique (Frerichs), chloroforme (Eulenburg), acide chlorhydrique (Naunyn), acide phosphorique (Pavy), térébenthine (Almen), mercure (Salkowski et von Mering), sublimé (Rosenbach), empoisonnement mercuriel (Bouchard), nitrate d'urane (Leconte), morphine (Levinstein, Eulenburg, Eckhardt), chloral (Feltz et Ritter), acide lactique (Goltz), acide sulfurique (Frerichs), alcool (Bum). Il en est de même des injections de sel marin (Bock et Hoffmann), carbonate, acétate, valérianate, succinate de soude, de nitrobenzine (Konkoff), carbonate, phosphate, hypophosphite de soude et même gomme arabique.

Toutes ces glycosuries sont peu abondantes, et si l'animal ou l'homme survivent, elles sont passagères.

c. **Influences respiratoires : glycosurie asphyxique.** — Reynoso a indiqué cette cause. M. Dastre en a précisé le mécanisme ; l'asphyxie rapide détermine l'hyperglycémie, l'asphyxie lente l'hypoglycémie. C'est ainsi que s'explique la glycosurie des animaux hibernants ; par suite du jeûne, le foie fabrique moins de sucre, mais l'absence d'oxygène ne permet pas la décomposition de cette petite quantité de sucre.

d. **Glycosurie des nourrices.** — Blot, 1865, puis Leconte, de Sinéty ont établi que la glycosurie physiologique des nourrices présente les caractères suivants : elle provient de la résorption du sucre du lait. Elle se produit toutes les fois qu'il y a rupture de l'équilibre entre la production et la dépense de la glande mammaire. Elle survient donc au moment de la montée du lait, où lorsque la lactation est suspendue brusquement par suite d'une maladie locale. Le sucre contenu dans l'urine est de la *lactose*. Rarement, le sucre se montre dans l'urine des femmes dans les derniers mois de la grossesse.

e. **Glycosurie à la suite de maladies et des altérations nerveuses.** — Les maladies générales peuvent être suivies ou accompagnées quelquefois de glycosurie : choléra au moment de la période de réaction; diphtérie, fièvre typhoïde, impaludisme pendant que les accès fébriles persistent (Burdel).

Les altérations de l'encéphale et de la moelle, d'origine traumatique ou non, s'accompagnent souvent de glycosurie.

(Commotion cérébrale ou médullaire, fractures du crâne, luxations des vertèbres, hémorrhagie cérébrale, anévrismes des artères cérébrales, corticales ou de la capsule, méningite cérébro-spinale suppurée, etc.).

Les traumatismes de tous genres peuvent déterminer de la glycosurie : 2 à 15 grammes de sucre par litre d'urine qui disparaissent en 2 à 18 jours (Redard, Pietro).

Les lésions nerveuses par traumatismes ou autres altérations chroniques peuvent s'accompagner d'un véritable diabète.

DIABÈTE

La glycosurie se montre si souvent dans l'urine que les médecins ont pris l'habitude de lui faire une part considérable, et souvent lui attribuent des malades qui sont de véritables diabétiques.

Toutes les définitions du diabète traduisent cette difficulté de distinguer la glycosurie du diabète.

Bouchardat définit le diabète « une maladie dans laquelle l'urine contient continuellement *une proportion notable* de sucre de fécule ».

M. Jaccoud : « Le diabète est une maladie constitutionnelle, caractérisée par une glycosurie persistante, par l'augmentation de la sécrétion urinaire, de la soif et de l'appétit et par un amaigrissement plus ou moins rapide ».

M. Lecorché : « Le diabète est une maladie habituellement chronique, apyrétique, caractérisée par de la glycosurie, par de l'azoturie, par une augmentation de la soif et de l'appétit, etc. ».

Frerichs réserve le mot diabète pour les formes de glycosuries où il y a excrétion simultanée d'une quantité plus ou moins exagérée d'urine, d'une forte proportion de sucre, ainsi que d'autres produits de combustion ».

Aucune de ces définitions n'est bonne ; aucune n'embrasse tous les cas de diabète.

Dans le diabète, la glycosurie peut être, non seulement à peine sensible, mais encore *absente pendant des mois, des années. Il suffit que le diabète soit masqué par le régime alimentaire.*

La polyurie, la polydipsie, la polyphagie, l'amaigrissement peuvent manquer pendant des années.

Ma définition seule est exacte, et embrasse tous les cas : « *Le diabète est caractérisé par la présence constante et prolongée du sucre dans l'urine des vingt-quatre heures, avec une alimentation ordinaire* ».

ÉTIOLOGIE

Les conditions capables de produire le diabète sont diverses ; quelques-unes se retrouvent si souvent qu'elles acquièrent une grande valeur.

Hérédité. — Sur 130 malades, j'ai trouvé l'hérédité 18 fois, soit 14 p. 100.

Elle est le plus souvent directe et provient du père ou de la mère. Parfois elle est double ; le père diabétique, et la mère le devient.

Frerichs a trouvé l'hérédité en cause dans 10 pour 100 des cas ; Seegen, 13 pour 100 ; Cantani, 29 pour 100.

M. Charcot, puis MM. Bouchard et Landouzy ont montré la fréquente répétition, l'alternance ou la coexistence de la goutte, de la gravelle urinaire ou biliaire, de l'obésité, du rhumatisme chronique superficiel dans les familles de diabétiques.

Age. — Le diabète peut se montrer à tous les âges : il est surtout fréquent entre 40 et 60 ans.

Sexe. — La femme n'est atteinte que dans la proportion d'un quart relativement à l'homme.

Race. — Toutes mes observations sont relevées chez des sujets de race caucasique.

D'après Bouchardat, Frerichs et M. Bouchard, la race sémitique serait très sujette au diabète.

Influences nerveuses. — Les dépressions nerveuses vives, subites, l'inquiétude, le désespoir sont des causes puissantes de diabète, soit pour le faire éclater chez des individus prédisposés, soit pour le produire. Cependant le nervosisme n'est pas la cause dominante du diabète, puisqu'il est moins fréquent chez la femme.

Alimentation. — Cantani attribue le diabète à l'usage immodéré des féculents et du sucre. Les classes pauvres, dans tous les pays, font un grand usage des légumes (pommes de terre, haricots, etc.), riches en fécule : ils sont rarement atteints du diabète. Malgré cela, l'abus des aliments riches en sucre a de l'importance, car les paysans sont protégés contre son influence par leur vie au grand air, physiquement très active et calme intellectuellement.

Boissons. — L'alcool a une influence désastreuse sur le diabète et peut le produire chez ceux qui y sont prédisposés.

Kartschmer pense que l'abus de la bière produit le diabète en raison de sa richesse en sucre.

Froid. — Le froid, surtout pendant la période menstruelle (Bamberger), peut produire le diabète.

Maladies du foie. — Loeb et Hall, Sewet, regardent les calculs du foie comme une des causes du diabète. Mais tout ce qui peut altérer le foie prédispose au diabète. En général, les causes qui altèrent profondément le foie le font dégénérer et ne produisent pas le diabète.

Les *Maladies infectieuses* déterminent quelquefois un véritable diabète : typhus, choléra, diphthérie, fièvre typhoïde, scarlatine, rougeole, variole, etc. *L'Impaludisme* (Verneuil, Burdel) serait souvent la cause du diabète.

Maladies constitutionnelles. — Goutte, gravelle urique ou biliaire, rhumatisme chronique superficiel, obésité, se rencontrent souvent dans les antécédents des diabétiques : c'est en raison de la parenté de toutes ces affections (Charcot, Bouchard, Landouzy).

Syphilis. — Produit le diabète de deux manières : au

2

début, par l'ennui quelle cause ; à la période tertiaire, par des altérations des centres nerveux.

Traumatismes. — Coups sur la tète, la moelle, le foie et tous les traumatismes produisent assez souvent le diabète. Il se montre alors le plus souvent un mois, deux mois après le traumatisme.

État puerpéral. — Il peut être assimilé, en tout point, au traumatisme. Comme lui, il aggrave le diabète ; peut provoquer une simple glycosurie, ou déterminer un véritable diabète.

Contagion. — Le diabète pourrait être contagieux. MM. Debove, Rendu, Schmith, Bouchard ont cité, et j'ai vu des cas de diabète chez le mari et chez la femme. L'opinion de M. Rendu, qui voit là l'influence du même milieu, est la plus vraisemblable.

Fréquence du diabète. — Augmente beaucoup ; sans doute cela tient à ce qu'on sait mieux le reconnaître ; mais cela tient également au surmenage intellectuel et physique qui caractérise notre fin de siècle.

SYMPTOMATOLOGIE

Le diabète le plus fréquent est celui de l'âge mûr, il débute insidieusement pendant des mois et des années, il passe du sucre dans l'urine sans que l'organisme semble malade.

Le médecin doit donc savoir dépister le diabète. — Le diabétique est ordinairement gros, gras, le teint coloré. Malgré cette apparence prospère, *il se sent constamment las.*

La lassitude est surtout marquée le matin au lever, bien que le sommeil soit bon. Un exercice modéré la dissipe. Malgré cela le diabétique évite la fatigue. A un moment donné l'intelligence elle-même est moins vive, plus lente, plus paresseuse. La somnolence après le repas, puis, pendant toute la journée, est habituelle. Le caractère se modifie, devient irascible ; des colères sans motifs surviennent inopinément. Si le diabétique parle, sa salive ne tarde pas à former de la mousse au niveau des commissures des lèvres ; un peu plus tard la langue se sèche, se colle au palais et devient incapable de fonctionner. Une gorgée d'eau lui rend toute son activité.

De temps en temps il survient des diarrhées coupées de périodes de constipation.

Souvent l'haleine devient forte, les dents se déchaussent, tombent.

La miction nocturne devient plus fréquente et gène le sommeil.

Le prurit, l'intertrigo, l'eczéma surviennent fréquemment. La puissance génésique disparaît. *L'œil devient voilé, atone.*

Ces signes persistent longtemps sans attirer autrement l'attention du malade. Plus tard surviennent des signes plus décisifs : soif, polyurie, polyphagie, enfin autophagie.

Présence du sucre dans l'urine. — La présence constante et prolongée du sucre dans l'urine indique le diabète. Le sucre peut faire défaut pendant des mois, pendant des années, alors que le malade reste diabétique : mais il faut pour cela qu'un régime alimentaire spécial masque la glycosurie. Trop souvent on regarde comme guéris des diabétiques dont la maladie est simplement masquée par le régime. C'est pour n'avoir pas tenu compte de ce fait qu'un sujet qui mange de la viande, des légumes verts et féculents, du pain en proportion modérée et laisse passer du sucre dans son urine est un diabétique; qu'on néglige si souvent le traitement de cette maladie au début, alors qu'elle guérirait facilement.

On peut être diabétique et n'avoir pas de sucre dans l'urine; et c'est à ce moment que la maladie doit être soignée avec une sollicitude parfaite, parce que la guérison peut être obtenue en quelques mois.

En revanche, la quantité de sucre éliminée en vingt-quatre heures peut être énorme. M. Féréol a observé et suivi un malade qui rendait 1376 grammes de sucre par jour.

La quantité de sucre varie suivant les moments de la journée, d'après les heures des repas, la quantité des boissons, etc. Il faut toujours faire l'analyse de l'urine des vingt-quatre heures.

Pour cela il faut apprendre au malade ce que c'est que l'urine des vingt-quatre heures (voir à l'analyse de l'urine, page 45).

Le régime alimentaire influe sur la quantité de sucre. Par le régime carné, certains diabétiques cessent de rendre du sucre, d'autres continuent à en rendre beaucoup dans l'urine.

La quantité des aliments influe sur la quantité du sucre (Cantani). Toutes les perturbations nerveuses augmentent le sucre. Lorsqu'il survient de la fièvre, en général, il passe peu de sucre dans l'urine ; cela tient surtout à la diminution de l'alimentation.

Il n'existe pas de rapport constant entre la quantité d'urine et la quantité de sucre. Cependant chez le même malade, en général, la quantité de sucre marche parallèlement à la quantité de l'urine. C'est un moyen pour le diabétique de juger la marche de sa maladie, sans faire l'analyse de son urine.

On peut trouver dans l'urine de la lévulose, de l'inosite, etc.

Coloration. — Est ordinairement moins marquée qu'à l'état normal; cela tient à l'augmentation de la quantité d'eau, car la matière colorante totale des vingt-quatre heures est augmentée (Schunck et Heller).

Transparence ordinairement parfaite, à moins de complication (cystite, néphrite, etc.).

Odeur, d'abord normale, devient rapidement forte par fermentation.

Saveur, serait sucrée.

Densité. — La densité normale de l'urine est de 1018 à 1020. La densité de l'urine diabétique est presque toujours plus élevée : j'ai constaté au plus 1044. Parfois elle est inférieure à la normale alors même qu'il y a du sucre dans l'urine.

On a accordé trop d'importance à l'examen de la densité de l'urine diabétique.

Cependant *chez un même malade elle est ordinairement un guide sûr pour apprécier les variations du sucre dans son urine.*

Lorsqu'une urine a une densité excessive, 1035 à 1040, on doit penser au diabète : l'azoturie peut avoir une densité égale ; mais c'est une affection plus rare. Au reste, il n'y a qu'à analyser l'urine et à rechercher le sucre.

Urée. — Est presque toujours augmentée, il en est de même de l'acide urique, de la créatine, de la créatinine, des sulfates, des phosphates (voir la nutrition dans le diabète, page 46).

L'albumine se montre assez souvent dans le diabète. Elle renferme rarement des cylindres (Bouchard).

Ammoniaque. Hallovorden et Leube l'ont trouvée augmentée.

Le **Lepthotrix** s'est vu dans l'urine recueillie par le cathétérisme vésical.

Acétone. Se montre dans quelques cas (coma, etc.).

La **Lipurie** ou élimination d'éléments graisseux dans le diabète s'est vue quelquefois.

Signes fournis par l'appareil digestif. — Les fonctions digestives sont ordinairement bonnes dans le diabète.

L'appétit tarde peu à se développer « en général *les diabétiques ont un excellent coup de fourchette* » (Dujardin-Beaumetz).

Dans beaucoup de cas l'appétit devient énorme, il y a *polyphagie*.

On observe souvent, chez les diabétiques mangeant modérément, un besoin impérieux de manger qui se manifeste un peu avant l'heure du repas, les absorbe, et finit par leur faire réclamer la table en termes impérieux. Leur entrain et leur bonne humeur reviennent vers le milieu du repas.

Souvent les voies digestives se fatiguent : il y a des vomissements renfermant du sucre, de la diarrhée, etc... phénomènes qui doivent être promptement combattus.

Lorsque l'économie faiblit, que la cachexie arrive, il est fréquent de voir l'appétit disparaître et les légumes seuls plaire aux malades : c'est là une modification qui se retrouve dans toutes les altérations graves des voies digestives (estomac, foie, intestin).

Pendant longtemps l'estomac fonctionne avec assez

d'activité pour que les pertes soient largement compensées par les recettes alimentaires. Il arrive un moment où, les pertes augmentant par les progrès de la maladie, la puissance de l'estomac diminue en raison de son excès de travail et finit par ne plus pouvoir équilibrer l'organisme.

Soif. — Est plus constante et plus persistante que la polyphagie. Dans le diabète aigu elle devient excessive, et on a vu des malades boire 25 ou 30 litres par jour.

Dans le diabète chronique, elle peut rester des années sans se montrer, ou se montrer seulement pendant peu de jours à l'occasion d'une aggravation momentanée du diabète. Chez mes 130 diabétiques, elle s'est toujours montrée à un moment donné, sauf chez M. D. (observation 15) âgé de soixante-sept ans; diabétique depuis neuf ans, et qui avait, en arrivant à Vichy, 139 grammes de sucre par vingt-quatre heures.

La bouche du diabétique est ordinairement sèche ; il en résulte que la parole épuise rapidement la salive disponible ; la langue s'empâte, se colle au voile du palais, et ne s'en détache qu'avec bruit. Il arrive un moment où il faut boire ou renoncer à continuer de parler.

Quelques malades ont peu de sucre et une grande sécheresse de la bouche ; mais, en général, elle est en rapport avec la quantité de sucre et augmente comme elle.

Aspect extérieur des diabétiques. — Sauf dans le diabète aigu qui détermine d'emblée de l'amaigrissement, dans le diabète chronique l'aspect extérieur se maintient longtemps satisfaisant.

Souvent même, au début, il y a augmentation du poids

et de l'embonpoint, un aspect de prospérité que les ignorants envient et dont le malade peut se féliciter. Mais si les fonctions digestives s'altèrent, en quelques semaines le poids baisse de plusieurs kilogrammes.

Avec le rétablissement de l'appétit, de l'assimilation, le poids peut remonter. Il y a donc des oscillations nombreuses sous le rapport du poids dans l'histoire des diabétiques. Il arrive une période où le tube digestif fatigué ne peut plus fournir aux dépenses toujours croissantes faites par la maladie ; d'où amaigrissement, sécheresse de la peau, hecticité et mort par cachexie ou complication. Le diabétique doit donc se peser fréquemment.

Haleine diabétique. — Rarement normale ; très souvent caractéristique : elle rappelle l'odeur développée par des pommes enfermées dans une chambre. Elle tient souvent à l'usage trop considérable de l'alcool dans le régime alimentaire.

Peau. — Elle est presque toujours fraiche, douce, sèche. La température centrale et périphérique est normale (Jaccoud, Frémont) ; mais le diabétique se défend mal contre les abaissements de la température. Il doit donc porter plus volontiers des vêtements de laine.

Quelques diabétiques ont des sueurs excessives ; elles renferment parfois du sucre.

Circulation. Respiration. — Les fonctions circulatoires et respiratoires se font normalement, tant qu'il n'y a pas de lésions des appareils cardio-vasculaires ou pulmonaires. La température ne reste normale que tant que les recettes sont égales aux dépenses ; il peut donc être utile de la rechercher pour le pronostic.

ACCIDENTS DU DIABÈTE

SYSTÈME NERVEUX

En dehors du diabète par lésion nerveuse, bien différent du diabète ordinaire, il est fréquent de constater, dans ce dernier, des troubles du système nerveux.

Faiblesse musculaire, d'où fatigue constante; est fréquente dans le diabète. Il en résulte de la difficulté pour rester debout longtemps, impossibilité de faire un travail qui exige des efforts prolongés. Lorsqu'un individu a de l'embonpoint, mange bien, et se sent faible, il faut penser au diabète (Marchal, de Calvi). Souvent l'aspect herculéen contraste avec la faiblesse réelle des sujets. Ce sont les muscles sacro-lombaires qui sont les premiers fatigués, et cela détermine souvent *un lumbago* tenace. En général, cette faiblesse musculaire diminue comme la glycosurie.

Démarche. — Elle est parfois vacillante, incertaine par moments.

Tremblement des mains, de la tête; se rencontre parfois.

Crampes dans les mollets, dans les pieds; elles se montrent surtout la nuit; rarement elles atteignent les lombes ou le thorax.

Convulsions. — Duncan, Leudet, Charcot ont rapporté des faits de convulsions d'un côté du corps, d'un bras; Marchal en a vu de généralisées.

Paralysies. — Sont fréquentes dans le diabète. Elles débutent sans choc, ni perte de connaissance. Le malade se réveille paralysé, ou assiste aux progrès de sa paralysie ; quelquefois il a d'abord un état vertigineux (Féré).

Il est rare que la paralysie survienne après une attaque apoplectique.

Ces paralysies frappent un membre (monoplégie), un segment de membre, un muscle de l'œil ou d'un doigt, le sphincter anal, etc. Elles peuvent atteindre les deux membres inférieurs (paraplégie), ou une moitié du corps (hémiplégie).

Toutes ces paralysies ont pour caractères communs d'être incomplètes, associées à d'autres paralysies motrices ou de la sensibilité, et d'être fugaces, transitoires : en général, elles durent quelques jours et disparaissent sans laisser de trace. Elles ont de la tendance à récidiver.

Il se produit parfois des paralysies par lésions des centres nerveux (ramollissement cérébral, hémorrhagie cérébrale, disparition des cellules cérébrales (Lépine et L. Blanc, etc.) : elles surviennent lorsque le diabète existe depuis 10, 15 ans. Ces complications aggravent le diabète, parc qu'elles rendent tout exercice impossible, irritent le système nerveux. En général, elles amènent la mort en quelques mois.

Anesthésies. — Elles se montrent dans les mêmes circonstances que les paralysies ; elles ont les mêmes caractères d'être incomplètes, associées, fugaces. Elles existent sur un membre paralysé ou non ; parfois il n'y a qu'une plaque d'anesthésie. L'anesthésie plantaire peut être assez marquée pour que l'occlusion des yeux rende la station verticale impossible.

Hyperesthésies. — Rares ; portent sur une moitié de la tête, du corps, plus souvent sur la nuque.

Le **prurit** généralisé, sans lésion de la peau, est assez fréquent.

Névralgies. — Elles sont fréquentes, très douloureuses, très tenaces, assez souvent symétriques.

Vulpian et Raymond ont rapporté des cas de névralgies multiples; Costes, Charcot, des névralgies de la face.

M. *Worms* a insisté sur la symétrie de la névralgie, comme fréquente dans le diabète, et atteignant surtout les nerfs dentaires et les sciatiques. M. *Peter* a vu la névralgie du pneumogastrique. La gastralgie est fréquente. MM. Charrin et Guignard ont vu des douleurs vives épiphysaires. MM. Raymond et Oulmont ont signalé des douleurs fulgurantes, semblables à celles de l'ataxie. Vulpian a vu des crises gastralgiques, rappelant celles de l'ataxie. M. Charcot a vu des douleurs en ceinture; MM. Lécorché et Talamon, des douleurs de constriction limitées au pied.

Ces névralgies sont caractérisées (Berger) par leur spontanéité, leur tendance à la bilatéralité, leur violence, la longue durée des paroxysmes, leur prédilection pour les sciatiques, leur résistance à tous les traitements autres que le traitement antidiabétique. Beaucoup de ces névralgies s'accompagnent de névrite périphérique.

Névroses. — M. Vergely a établi la fréquence de l'*angine de poitrine*, sans lésion du cœur dans le diabète; MM. Hutinel, Huchard en ont cité des cas.

Cette angine guérit par le traitement anti-diabétique.

M. Dumontpallier a vu le *goître exophthalmique* coïncider souvent avec le diabète. Depuis, un grand nombre de faits sont venus confirmer la réalité des rapports entre les deux maladies.

Réflexe patellaire. — Le réflexe rotulien, ou patellaire, les réflexes tendineux sont le plus souvent normaux. Ordinairement, on n'examine que le réflexe rotulien ; MM. Landouzy, Bouchard, Nivière l'ont trouvé absent environ 40 fois pour 100. Il n'a manqué que 45 fois chez mes 130 diabétiques. Il est revenu chez trois malades après la cure de Vichy. Guinon et Marie l'ont vu reparaître avec la cessation de la glycosurie et disparaître avec le retour de celle-ci.

Il est fréquent de voir le réflexe affaibli revenir complètement par le traitement ; lorsqu'il a été entièrement aboli, son retour est exceptionnel.

Le réflexe rotulien peut être exagéré dans le diabète symptomatique d'une lésion des centres nerveux (Dreyfous).

Le réflexe normal indique un état satisfaisant du système nerveux ; sa disparition indique, au contraire, un grand affaiblissement de ce système. C'est donc un signe d'une grande valeur pronostique (Bouchard), dont il faut s'inquiéter avant une intervention chirurgicale (Paul Reygnier, Berger).

Troubles cérébraux. — Ce qui domine l'état mental du diabétique (de los Santos), c'est l'apathie, l'état passif physique et intellectuel. *Il y a perte de tous les appétits* (Lasègue). En un mot, « *il est indifférent* » sauf pour boire, manger, dormir. Cela l'amène insensiblement à se laisser aller à dormir après ses repas, à sommeiller tout le jour, bien qu'il sache que l'exercice lui est utile.

Lorsque la période de dénutrition, de cachexie est survenue, il n'est pas rare de voir une indifférence absolue, même pour boire et manger. Mais avant cette période ultime, il y a *affaiblissement de la mémoire*, de la capacité du travail intellectuel. Il y a deux sortes de diabétiques au point de vue de l'entrain : les uns sont gais, les autres hypochondriaques. Les premiers sont volontiers optimistes.

Attaques de sommeil. — Les diabétiques sont sujets à de véritables attaques de sommeil profond et prolongé, qui surviennent subitement dans le courant de la journée (Gelineau, Ballet, Landouzy).

Énervement. — L'excitation habituelle, l'état d'inquiétude, d'énervement, est assez fréquent dans le diabète, qu'il aggrave.

Insomnie. — Elle peut tenir à la nécessité de boire souvent, d'uriner, au prurit génital, à des crampes ; mais elle peut traduire simplement un état d'excitation du système nerveux.

L'emportement avant le repas peut être le seul phénomène désagréable traduisant la faiblesse du système nerveux chez les diabétiques. Les malades attendent l'heure des repas avec impatience et s'emportent pour le moindre retard.

Parfois il y a des idées fixes (crainte de la mort, du délire, besoin de se jeter par la fenêtre), qui ne durent que quelques jours.

MM. Charcot, Bouchard, Parinaud, Lécorché ont vu l'aphasie. Les troubles psychiques peuvent aller jusqu'à l'*Aliénation mentale*. Au reste, on trouve parfois, dans l'étiologie, l'aliénation alternant avec le diabète, tantôt chez les ascendants, tantôt chez les descendants des diabétiques.

COMA

Sous le nom de coma diabétique on comprend un ensemble de troubles nerveux graves, aboutissant au coma et à la mort. La guérison est exceptionnelle.

Causes occasionnelles. — Le coma diabétique survient beaucoup plus dans la jeunesse que dans l'âge avancé. Il serait aussi fréquent chez la femme que chez l'homme. Frerichs pense que c'est avec la phthisie pulmonaire un des termes les plus communs des diabétiques.

Le surmenage, les fatigues d'un voyage, les émotions vives et pénibles, le traumatisme (Verneuil), les affections aiguës (bronchites, catarrhe de l'estomac, etc.), toutes causes qui seraient sans importance chez un sujet bien portant, peuvent déterminer le coma diabétique. Souvent le coma survient sans cause occasionnelle. Le régime alimentaire carné a été accusé de favoriser le coma ; il est certain que ce régime favorise la production de l'acétone pendant ses premiers jours ; mais il est facile de prévenir cette action en faisant prendre des alcalins au malade. Le coma survient en général chez des sujets épuisés, amaigris : parfois il survient chez des diabétiques paraissant en bon état. Le coma se présente sous deux aspects.

(a) **Prodromes.** — Le coma diabétique peut être précédé de podromes : odeur de l'haleine rappelant le chloroforme, fatigue, faiblesse musculaire, hébétude, renoncement, passivité, malaise excessif. D'autres fois, il y a de l'agitation, des gémissements, des cris (Kussmaul) une gaîté exagérée (Bourneville et Teinturier), de l'incohérence des idées. Parfois, c'est une douleur dans l'hypochondre droit, le flanc gauche, l'épigastre, la tête.

Les enfants ont assez souvent des convulsions (Leroux); mais le plus important phénomène est une douleur vive à l'épigastre, avec vomissements simulant une perforation intestinale (G. Sée, Jaccoud).

Symptômes. — Certains accidents : dyspnée, vive agitation, désordres cardiaques, sont très fréquents, mais peuvent manquer ; en outre, ce sont pour les uns des phénomènes du coma, pour les autres des prodromes. En fait, ces phénomènes morbides peuvent durer deux jours, ou être remplacés rapidement par les suivants : dilatation des pupilles qui réagissent lentement à la lumière, l'haleine exhale une forte odeur de fruits. La soif d'air devient extrême, détermine une contraction énergique de tous les muscles inspirateurs. L'assoupissement, la somnolence, le coma profond et la mort ne tardent pas à survenir.

Les réactifs (perchlorure de fer, voir le chapitre de l'analyse de l'urine) démontrent la présence de l'acétone.

D'autres fois, les accidents sont annoncés par des troubles digestifs : nausées, vomissements, diarrhée ; puis de la céphalalgie violente, de l'agitation, du délire, de l'angoisse, accès maniaques, dyspnée, altération du pouls, abaissement de la température, somnolence et coma.

(b) Le coma se présente comme le collapsus cardiaque. Brusquement, presque toujours après une fatigue, il survient une sensation de faiblesse, avec refroidissement des extrémités, pouls petit et ondulant, somnolence, perte de connaissance et mort en quelques heures.

Quelle que soit sa variété, le coma marche rapidement. Dans la première forme, les prodromes peuvent durer 24 à 48 heures ; mais la mort arrive en quelques heures lorsque la phase comateuse est survenue.

Terminaisons. — Le plus souvent par la mort. Cependant le traitement peut sauver les malades, surtout avant la période comateuse. Minkowsky a sauvé un malade par des injections alcalines. J'ai rapporté dans mon livre un cas de guérison de coma : mais il n'y avait pas eu encore phase comateuse.

Pathogénie. — On a beaucoup écrit sur le coma diabétique. Actuellement, on sait que ces phénomènes peuvent se produire dans trois circonstances diverses : 1° par empoisonnement acide (Stadelmann), acide oxybutyrique probablement (Minkowski) ; 2° lésions cardiaques d'où syncope ; 3° embolies graisseuses, exceptionnellement.

MANIFESTATIONS OCULAIRES DU DIABÈTE

Elles sont de deux ordres : sans lésion matérielle, ou avec lésion.

Au début, il y a seulement affaiblissement de la vue ; bientôt des verres deviennent indispensables, presbytie précoce (Trousseau). Il peut y avoir de la *mydriase;* si elle n'atteint qu'un œil, il y a inégalité pupillaire. Charcot, Ogle, Laber, Galezowski ont signalé des paralysies de la troisième paire ; les autres nerfs peuvent être atteints. Parfois il y a amblyopie, par présence au sein du champ visuel normal d'une tache sombre qui entoure ou borde le point de fixation. Les deux yeux sont ordinairement atteints. Ces manifestations se montrent souvent alors, que rien n'attire l'attention vers le diabète ; elles ont donc une certaine valeur diagnostique. Elles sont mobiles, passagères, se modifient comme le diabète.

Cataracte diabétique. — Est fréquente ; j'en ai vu un

cas survenu chez une fillette de dix-sept ans. Elle peut survenir à tous les âges. Elle est molle ou demi-molle, commence souvent par l'œil gauche, atteint les deux yeux en peu de temps. *Elle se modifie par le traitement antidiabétique, lorsqu'elle n'est pas trop avancée.*

Elle peut rétrograder et disparaître.

Elle peut se montrer dans le diabète peu ancien et être le signe révélateur de la maladie.

Son opération donne d'aussi bons résultats que dans les autres cataractes.

Lésions de la rétine et du nerf optique. — Fréquemment il se produit de l'*hémorrhagie rétinienne* d'où amblyopie, hémiopie, etc. Elles sont unilatérales pendant longtemps et plus marquées d'un côté; ce qui est le contraire dans la néphrite interstitielle.

On trouve souvent avec les hémorrhagies rétiniennes, ou isolément, des taches blanches. Parfois ce sont des points brillants, jaunâtres, séparés les uns des autres par des taches apoplectiques entourant la macula. Quelquefois la papille s'atrophie et se décolore, d'où rétrécissement du champ visuel et enfin cécité.

On a signalé l'hémiopie, l'amblyopie bilatérale des paralysies des nerfs de la 6ᵉ, 4ᵉ paire, avec ou sans paralysie de la face ou des membres.

Sur les paupières on peut voir de petits furoncles chroniques. La cornée est souvent enflammée d'une manière diffuse et suppurative (Condouris), parfois ulcérative (Galezowski). L'iritis peut être violente.

Il y a parfois un gonflement œdémateux des cellules de la couche pigmentaire située à la face postérieure de l'iris; cette lésion serait spéciale au diabète.

TROUBLES DE L'OUIE, DE L'ODORAT ET DU GOUT

Ces sens sont peu atteints dans le diabète ; cependant Griesinger, sur 235 diabétiques, a noté huit fois l'affaiblissement de l'ouïe. Sénator a noté fréquemment des bourdonnements d'oreille. M. Lecorché a vu assez souvent la perte de l'odorat ou anosmie.

Le goût est souvent troublé par suite de la sécheresse de la bouche, des lésions de la langue, des gencives : mais ces troubles se produisent dans toutes les altérations semblables de ces organes, quelles que soient leurs causes.

ACCIDENTS PULMONAIRES

La tuberculose termine souvent le diabète : *surtout celui des jeunes* et des *pauvres*.

Les hémoptysies sont un peu moins fréquentes, les sueurs plus rares que dans la tuberculose ordinaire.

La marche est ordinairement rapide ; mais elle peut rétrocéder, surtout en traitant le diabète lorsqu'elle est au début. Elle aggrave beaucoup le pronostic du diabète en précipitant la terminaison.

Pneumonie. — Elle est aiguë ou chronique.

Aiguë, elle débute différemment, suivant que le sujet est épuisé ou vigoureux. Chez le premier, elle s'établit insidieusement ; le frisson est peu marqué ou nul ; il y a du malaise, une faiblesse extrême puis de la *dyspnée*. Celle-ci est le phénomène dominant et peut entrainer la mort au deuxième jour (Bouchardat). La température s'élève, mais ne dépasse pas 39° et 39°5 ; les crachats deviennent rouillés, contiennent du sucre ; la langue se sèche. Les signes stéthoscopiques n'ont rien de particulier. Chez le malade vigoureux, le début est le même que chez un individu sain : début par un frisson, un point de côté, fièvre vive, etc...

La marche peut être foudroyante ; plus souvent elle est lente. Elle se termine par la guérison en général plus lente, ou encore par la mort, soit par hépatisation grise, soit par gangrène, soit par adynamie et surtout par coma diabétique. Il faut analyser l'urine et surveiller l'haleine.

Pneumonie chronique. — La pneumonie chronique, avec dilatation bronchique, muco-pus dans les dilatations, s'observe exceptionnellement dans le diabète (Riegel, Fink). L'examen des crachats, qui montre l'absence des bacilles avec des signes cavitaires, permet de faire le diagnostic.

Bronchite. Broncho-pneumonie grippale. Gangrène. Pleurésie. — Le diabétique s'enrhume facilement, et ce rhume se complique souvent de bronchite, de broncho-pneumonie, voire de gangrène pulmonaire. La broncho-pneumonie grippale a souvent une terminaison grave. La gangrène pulmonaire, quelle que soit sa cause, a comme caractère d'être insidieuse, de modifier peu l'haleine du malade, d'élever fort peu la température. — La pleurésie est rare, elle est souvent insidieuse.

Tous ces accidents broncho-pulmonaires sont aggravés par le terrain sur lequel ils se développent. Leurs symptômes sont effacés, insidieux chez les diabétiques débilités, normaux chez les autres. Tous peuvent se compliquer de suppuration, gangrène, ou de coma.

ACCIDENTS DE L'APPAREIL DIGESTIF

La capacité digestive se développe dans le diabète. A quoi cela tient-il ? Dans deux cas de diabète aigu, j'ai trouvé un suc gastrique très riche en acide chlorhydrique. Mais cela est-il constant?

La suractivité des fonctions digestives permet aux diabétiques de tenir bon pendant longtemps. Parfois elle est trop considérable et on doit la modérer. Vient un moment où cette compensation faiblit au-dessous des besoins de l'organisme ; le malade commence à maigrir. Une intervention opportune remet les choses au point ; il y a dans le diabète chronique beaucoup de ces périodes successives d'embonpoint et d'amaigrissement.

La langue reste souvent normale, mais elle peut devenir pileuse, gêner encore le goût et la parole.

La stomatite aphtheuse avec récidives est fréquente.

Les dents restent rarement intactes (Magitot); elles s'ébranlent, tombent, tantôt paraissent cariées, tantôt paraissent saines. Les gencives sont souvent rouges, sèches ; d'autres fois elles s'atrophient ; les dents paraissent trop longues. La périostite alvéolo-dentaire est fréquente.

Tous ces phénomènes peuvent se produire sans douleur, d'autres fois avec des douleurs.

Assez souvent il se produit de la névralgie dentaire, unilatérale ou bilatérale. Elle siège plus souvent sur le maxillaire supérieur (Worms).

Le seul moyen d'arrêter ces accidents, c'est de reconnaitre le diabète et de le traiter. Trop souvent on arrache des dents saines et utiles.

Le voile du palais se recouvre facilement de muguet à la période cachectique du diabète.

L'angine diabétique chronique, caractérisée par de la rougeur du pharynx, la dilatation variqueuse des vaisseaux, des granulations, est fréquente chez l'homme. Elle subit des poussées et des rémissions. Elle s'accompagne ordinairement de laryngite chronique.

Estomac. — Il est parfois le siège de véritables gastralgies (Lasègue), qui peuvent affecter l'allure de la gastralgie des ataxiques (Vulpian).

L'embarras gastrique est assez, fréquent le plus souvent chronique, d'autres fois aigu; il s'accompagne alors de céphalalgie, de vomissements, de diarrhée, etc.

Intestin. — Ordinairement paresseux, d'où constipation fréquente. Il subit le contre-coup des mauvaises digestions stomacales, d'où diarrhée de temps en temps.

L'ensemble des troubles gastro-intestinaux peut créer rapidement un état inquiétant, sans qu'ils soient excessifs : une faiblesse extrême survient. Les extrémités se refroidissent, le pouls se déprime. Si l'on ne parvient pas à arrêter les évacuations gastro-intestinales, les pupilles se dilatent, les idées se brouillent, la température centrale baisse, la somnolence, puis le coma et la mort en deux ou trois jours peuvent terminer cette complication.

La *constipation* est fréquente. Souvent elle doit être combattue.

Foie. — Le foie est très fréquemment touché dans le diabète : je l'ai trouvé anormal 57 fois chez 130 diabétiques. Il est congestionné, sensible, dur, parfois véritablement sclérosé. Le plus souvent, on observe le gros foie congestionné ; mais il peut y avoir cirrhose atrophique ou hypertrophique, avec toutes leurs conséquences. L'abus des boissons alcooliques est la cause de ces dernières complications.

ACCIDENTS CUTANÉS

La peau est le siège d'un grand nombre d'accidents dus au diabète. Elle peut être *rugueuse*, recouverte de lamelles épidermiques, être le siège de *prurit* généralisé sans lésion ; plus souvent il est limité aux organes génitaux.

Les diabétides (Fournier) les plus fréquentes sont l'intertrigo, l'eczéma, le furoncle, l'anthrax, le phlegmon, la gangrène.

L'eczéma de la vulve est si fréquent qu'il doit toujours faire rechercher le sucre (Ricord). Ordinairement chronique, il subit des poussées aiguës. Il peut envahir le mont de Vénus, le périnée, l'anus, le haut des cuisses.

Chez l'homme, il y a de la balanite, balano-posthite (de Bauvais) et perte d'élasticité du prépuce ; d'où gêne considérable ou absolue pour découvrir le gland.

Le vagin, l'utérus peuvent être atteints.

Le furoncle se montre surtout aux cuisses, aux grandes lèvres.

En général, il est multiple et se reproduit avec une tenacité désespérante.

Les anthrax, abcès, phlegmons déterminent une suppuration abondante ; la cicatrisation marche lentement ; les bourgeons charnus sont pâles, saignent facilement.

L'*Œdème* symétrique, douloureux, est assez fréquent sans lésion cardiaque ni albuminurie (G. Sée, Pryce).

La *Gangrène* est superficielle ou profonde. Elle atteint spécialement les extrémités inférieures (Peter), le gland, etc., et frappe surtout dans le diabète grave (Girou).

Elle survient spontanément ou à la suite du moindre traumatisme.

Cette gangrène participe des caractères de la gangrène sèche et de ceux de la gangrène humide ; elle se complique souvent de phlegmons, de suppurations étendues.

La guérison de la gangrène superficielle est assez fréquente, celle de la gangrène profonde est rare.

Les diabétides suivantes sont rares : lichen, rupia, urticaire, zona, pemphigus sphacéleux, ulcérations multiples de la peau, chute des ongles (Follet), mal perforant (Kirmisson, Laffon), purpura, xanthome (Besnier). Parfois toute la peau est pigmentée : diabète bronzé (Hanot, Chauffard, Letulle, Sachmann). La rétraction de l'aponévrose palmaire (Viger) n'est pas très rare. Les vergetures sont fréquentes et témoignent d'un état d'embonpoint considérable longtemps après sa disparition (Frémont).

ACCIDENTS DES REINS
ALBUMINURIE ET NÉPHRITES

L'albuminurie est fréquente dans le diabète. M. Bouchard pense qu'elle existe chez la moitié des malades. Je ne l'ai rencontrée que 8 fois sur 130 malades.

Tantôt cette albumine est rétractile, s'accompagne d'œdème des membres inférieurs, de bouffissure des conjonctives, d'un bruit de galop au cœur ; elle est symptomatique d'une néphrite interstitielle.

Très souvent elle n'est pas rétractile, se modifie rapidement et disparaît ; elle tient alors à une mauvaise élaboration des albuminoïdes par altération des fonctions digestives, du foie, etc.

On ne sait quel rôle joue la dégénérescence hyaline ou glycogénique (lésion d'Armanni Erlich), ni la lésion à nécrose (Ebstein).

Il est vraisemblable qu'elles concourent à aggraver les congestions et irritations auxquelles sont sujets les reins diabétiques en raison de leur fonctionnement exagéré et du passage du sucre.

ACCIDENTS CARDIAQUES ET VASCULAIRES

Le diabète frappe le cœur et les vaisseaux très fréquemment. Les altérations de ces organes sont très souvent la cause de complications graves : collapsus, gangrènes, ramollissement cérébral, etc.

L'endocardite chronique (Lecorché) se manifeste souvent lorsque le diabète existe depuis longtemps : l'orifice mitral est plus souvent atteint que l'orifice aortique.

Le myocarde est très souvent atteint (myocardite segmentaire (Renaut), dégénerescence graisseuse.

Mayer a vu 80 fois chez 380 diabétiques de la dilatation ou de l'hypertrophie cardiaques.

La dilatation frappe les diabétiques pâles, faibles, délicats.

L'hypertrophie se montre chez les diabétiques pléthoriques et vigoureux : plus tard il y a dégénerescence et dilatation cardiaque.

La dégénerescence et *l'artériosclérose généralisée* ajoutent leurs effets à ceux de l'hypertrophie chez les diabétiques très gras.

Les souffles habituels traduisent les lésions de l'endocardite.

La matité plus grande, le choc cardiaque plus fort, le pouls tendu, la pression élevée expriment l'hypertrophie. Lorsque le cœur faiblit, ou est dégénéré primitivement, les malades accusent de l'oppression, des vertiges, de la pesanteur de tête, de la tendance aux syncopes, parfois il y a des vomissements.

Le pouls est petit, le choc cardiaque faible, la pression intra-artérielle abaissée, l'œdème des extrémités fréquent, la face pâle. Les efforts augmentent ces troubles; le repos les calme ou les fait disparaître.

ACCIDENTS DES ORGANES GÉNITAUX

Nous avons déjà signalé le prurit vulvaire, l'intertrigo et particulièrement celui de la commissure des lèvres (Hardy). l'eczéma vulvaire, la balanite, et la balano-posthite. Chez la femme, l'eczéma peut atteindre le vagin, l'utérus. Assez souvent il y a de la métrite granuleuse (Lecorché). Chez l'homme, le phimosis est fréquent, ainsi que les productions papillomateuses. Parfois il se produit de la gangrène spontanée de la verge.

Les testicules deviennent flasques, petits, s'atrophient de plus en plus. Les spermatozoïdes deviennent rares et peu mobiles. La fécondation peut se faire; les enfants sont généralement lymphatiques.

Le diabète hâte la ménopause ou augmente les pertes de sang aux époques menstruelles. L'utérus s'atrophie.

Lorsque la grossesse se produit, elle aggrave le diabète, et peut déterminer la mort avant l'accouchement. L'accouchement est plus lent : les hémorrhagies sont souvent abondantes : il y a fréquemment de l'hydroamnios, de l'hydrocéphalie ou de l'ascite du fœtus.

Le produit de la conception meurt souvent avant l'accouchement normal. Lorsque l'accouchement est normal, il succombe quarante enfants sur cent.

Il y a parfois, comme dans la syphilis, des séries d'avortements. L'accouchement favorise la formation des eschares, des gangrènes, de la septicémie.

L'allaitement aggrave toujours le diabète.

La femme diabétique doit éviter de devenir enceinte, et si elle le devient, ne pas allaiter.

Chez l'homme, il existe parfois de la cystite; les envies d'uriner sont fréquentes avec peu d'urine. Plus tard, l'urine renferme des dépôts visqueux, laiteux et enfin du pus. Il faut traiter le diabète et faire des lavages antiseptiques dans la vessie.

Chez les enfants, il y a souvent de l'incontinence d'urine.

Maladies intercurrentes. — Toutes les maladies intercurrentes aggravent le diabète et sont aggravées par lui. La fièvre typhoïde est rare, mais se termine le plus souvent par la mort. Il semble que le coma diabétique serait fréquent et favorisé par les lésions rénales.

Formes du diabète. — Le diabète est aigu ou chronique ; mais *ces deux formes peuvent alterner*. A côté du diabète, il existe des altérations organiques qui peuvent s'accompagner des phénomènes ordinaires du diabète, (lésions du pancréas, lésions cérébrales et médullaires.)

Marche. — Le diabète marche vite chez les jeunes, chez les pauvres, chez ceux qui n'ont pas le courage de se soigner.

La durée pourrait varier de cinq à sept semaines où être de trente ans.

Chez l'enfant (Redon, Leroux), le diabète galope : il débute par de la soif, de la polyurie, de la faim. En quelques semaines, l'amaigrissement se produit. La mort le plus souvent survient en quatre à dix mois.

Le coma est la terminaison la plus fréquente.

Ce diabète peut guérir (Colson, Le Gendre, Frémont). Le diabète survenu à l'âge adulte marche lentement, peut guérir, dure dix et trente ans où plus.

Pronostic. — Le pronostic du diabète est donc plus grave chez l'enfant, chez les malheureux. A l'âge mûr, il guérirait souvent si les malades avaient le courage nécessaire pour suivre le traitement voulu. Quelques-uns seulement guérissent, parce que les autres manquent de volonté. Le diabète le moins grave est celui qui survient chez les goutteux.

Un diabète dont le sucre disparaît immédiatement avec la suppression des aliments féculents est peu grave ; celui dont le sucre persiste avec un régime carné, graisseux, est plus grave ; mais il est plus grave encore si la diète pendant 12 heures ne fait pas disparaître le sucre.

Il n'y a pas lieu de revenir sur les complications dont le pronostic a été exprimé.

On portera un pronostic favorable :

Si le diabète marche lentement; s'il évolue sur un terrain goutteux ; si le réflexe patellaire est conservé; si le coefficient d'oxydation des matériaux azotés et l'urée sont élevés.

Le diabète méconnu est souvent grave, parce qu'il n'est pas soigné, parce que des traumatismes, des traitements ou opérations peuvent l'aggraver.

Un diabétique guéri est plus exposé qu'un autre à contracter de nouveau sa maladie sous l'influence des mêmes causes (émotions, vie sédentaire, abus des féculents, etc).

Diagnostic. — Le médecin doit savoir dépister le diabète. Les signes révélateurs sont : l'incontinence nocturne d'urine chez les enfants, la faiblesse avec bon appétit chez l'adulte, la mousse aux commissures des lèvres par la parole, la gène progressive de celle-ci, langue pâteuse, haleine forte, chute des dents, périostite alvéolo-dentaire, impuissance, eczéma tenace, récidivant, poussées de furoncles, d'anthrax, induration du prépuce, cicatrisation lente des plaies avec aspect blafard, névralgies violentes, dentaires ou sciatiques, surtout si elles sont symétriques, lumbago, gastralgie avec crises douloureuses, angine de poitrine, ataxie incomplète, paralysies bizarres, fugaces, perte du réflexe rotulien, accès de sommeil, cataracte, taches blanches sur le pantalon disparaissant avec de l'eau et non avec la brosse, etc.

Lorsqu'on soupçonne le diabète, quelle urine examiner? Celle qui est rendue deux ou trois heures après un repas assez riches en féculents. Pour doser le sucre, on fera l'analyse des urines des vingt-quatre heures ; c'est le seul moyen de se rendre un compte exact de la situation du malade.

L'analyse de l'urée, de l'azote total permet d'établir le coefficient d'oxydation des matériaux azotés, et d'en déduire le traitement à employer : diminuer ou ralentir les oxydations.

Le diagnostic avec la glycosurie est facile, il suffit de voir si le malade a subi une des causes capables de la produire, empoisonnements, lactation, etc.

Dans le cas de lithiase biliaire avec gros foie et sucre, il est prudent d'attendre l'évolution de la maladie avant d'affirmer le diabète.

L'ataxie, les scléroses médullaires s'accompagnent parfois de glycosurie ; à ce moment les lésions ont gagné le bulbe ; le diagnostic sera facile, soit par les commémoratifs, soit par le résultat du traitement antidiabétique qui fera disparaître tous les troubles nerveux s'il y a seulement diabète.

Une injection de sulfate de zinc dans le canal peut donner à l'urine des propriétés réductrices de la liqueur de Fehling : il suffit de le savoir pour éviter l'erreur (Hensinger).

Analyse de l'urine. — L'analyse de l'urine doit toujours porter sur l'urine recueillie pendant 24 heures de suite. Il faut apprendre au malade comment cela se fait. Il doit en commençant vider sa vessie, puis recueillir toutes les urines. Par exemple, s'il garde les urines de 8 heures à 8 heures, à huit heures du matin il videra sa vessie aussi complètement que possible et jettera cette urine. Il gardera ensuite l'urine de toutes les mictions jusqu'au lendemain à 8 heures.

Tous les procédés d'analyse de l'urine comportent des causes d'erreur. On peut se borner à employer la liqueur de Fehling et le polarimètre Laurent-Soleil. De temps en temps il faut faire l'analyse de l'urée, des acides urique, phosphorique, de l'azote total, voir s'il y a de l'albumine, etc.

Dans le cas où l'on soupçonne l'acétononémie, il faut analyser l'urine à ce point de vue spécial (perchlorure de fer, nitro-prussiate de soude, puis soude caustique et acide acétique).

Diabète masqué et compagnies d'assurance. — Toutes les compagnies refusent les diabétiques. Mais le diabète peut être masqué par le régime alimentaire. Lorsqu'une urine est très acide, dense, riche en urée, avec un coefficient d'oxydation azoté élevé, il faut soupçonner le diabète. Il faut alors faire manger 160 grammes de pain au sujet et examiner l'urine qu'il rend deux ou trois heures après. S'il est diabétique, on trouvera du sucre dans l'urine.

Diabète au point de vue médico-légal. — MM. Brouardel et Richardière ont très bien exposé ce point. Le diabète peut se manifester à la suite d'un traumatisme : surtout les coups sur la tête, la colonne vertébrale, etc. Si le diabète débute immédiatement après l'accident, il guérit en quelques mois, deux ou trois. S'il débute deux mois, six mois, quatre ans après un traumatisme, il affecte la marche chronique du diabète ordinaire et guérit rarement.

Le point difficile est d'établir qu'il n'y avait pas diabète avant le trauma ; cela est possible par les commémoratifs.

Si le malade était diabétique, on doit tenir compte de l'influence fâcheuse du trauma (Verneuil).

NUTRITION

La nutrition chez les diabétiques représente un point intéressant, capital, parce qu'elle peut nous éclairer sur la manière dont il faut combattre la maladie. Elle est d'autant plus intéressante qu'elle subit des modifications considérables pendant les longues années d'évolution du diabète.

Pour apprécier exactement la nutrition, il faut tenir compte de tous les principes de l'urine, de la quantité d'acide carbonique exhalée par les poumons, des sels contenus dans la sueur. Les deux premières seules sont faciles à apprécier; elles suffisent largement à nous renseigner.

Urine. — L'analyse doit porter sur l'urine des vingt-quatre heures : les matériaux solides qu'elle renferme représentent la désassimilation; les oxydations de ces principes indiquent leur utilisation normale ou pathologique.

Désassimilation. — La désassimilation dans le diabète est presque toujours modifiée dans le même sens : *elle est augmentée.*

Le Français, d'après Becquerel, élimine en moyenne 42 à 52 grammes de matériaux solides dans ses urines des 24 heures. Chez mes diabétiques, j'ai trouvé, sans compter le sucre, en moyenne 76 grammes.

Urée. — Est en moyenne de 24 à 30 grammes chez l'homme. Chez mes malades diabétiques, j'ai trouvé en moyenne 41^{gr},47 centigrammes d'urée par 24 heures. Le chiffre le plus bas était 18 grammes chez une dame pesant 115 kilogrammes. Le chiffre le plus élevé, 98 grammes, chez un enfant de 14 ans pesant 52 kilog.

Il n'y a pas de rapport direct entre l'urée et le sucre; mais chez un même malade, en général. la quantité de sucre croît comme la quantité d'urée.

Cantani, Frerichs, M. Jaccoud ont prouvé que le chiffre de l'urée plus élevé est dû surtout à la maladie; dans les mêmes conditions alimentaires un diabétique élimine plus d'urée qu'un sujet sain.

L'azoturie chez un diabétique qui maigrit démontre que l'assimilation par les voies digestives n'est plus capable de balancer les pertes : elle est donc grave.

Acide urique. — Est toujours augmenté : au lieu de 0gr,50 à 0gr,70, j'ai trouvé 1 gramme et même 2gr,10.

Acide phosphorique, au lieu 2gr,5 j'ai trouvé le plus souvent 3 et 4 grammes. L'augmentation de l'acide phosphorique n'est jamais aussi grande que celle de l'urée.

L'augmentation de la désassimilation dans le diabète se fait surtout aux dépens des matériaux azotés.

Oxydation. — Schutzenberger, Hoppe-Seyler, en démontrant que les dédoublements et les hydratations sont les actes essentiels de la première désassimilation des substances albuminoïdes, permettent de conclure que les oxydations sont exagérées chez les diabétiques, puisque la désassimilation azotée est toujours exagérée.

Il est possible de serrer la vérité de plus près, comme me l'a appris mon maître, M. A. Robin.

A l'état normal, une substance alimentaire, renfermant mille grammes d'azote, subit dans l'économie des oxydations qui en transforment 800 à 820 grammes à l'état d'urée ou oxydation complète, et 180 à 200 grammes à l'état d'acide urique, créatine, créatinine, etc.

Pour établir ces chiffres, il suffit de calculer l'azote fourni par l'urée (azote complètement oxydé) et l'azote total comprenant l'urée, l'acide urique, la créatine, etc. On a ainsi le rapport des oxydations pour les substances azotées.

L'observation démontre qu'il n'est pas bon de dépasser ou d'être au-dessous de ce chiffre normal de 800 à 820 pour 1000. Chez soixante-trois diabétiques, j'ai trouvé comme coefficient d'oxydation azoté : moyenne 840 pour 1000. Quarante-deux ont un coefficient au-dessus de la normale, seize l'ont au-dessous, cinq l'ont normal.

Les quarante-deux diabétiques avec un coefficient d'oxydation exagéré ont, en moyenne, 911 pour 1000. Les chiffres les plus élevés sont 941, 952, 970, 983 pour 1000. Parmi eux une jeune fille de 19 ans, observation 34, a un coefficient de 921 pour 1000, et rend 231 grammes de sucre par 24 heures. D'autres malades rendent 163, 149, 121, 107 grammes de sucre par 24 heures. Les diabétiques de cette catégorie ont une moyenne de 55 grammes de sucre par 24 heures.

Les seize diabétiques avec coefficient abaissé ont une moyenne de 734 pour 1000. Les chiffres les plus bas sont 629, 670, 680, 685 pour 1000. Ils n'ont que peu de sucre : en moyenne 22 grammes par 24 heures. Parmi eux il y a un cachectique. Tous les autres ont des apparences superbes : ils pèsent 115, 114, 104, 97 kilogs : mais ils sont fatigués, abattus, sans force. Presque tous ont peu d'urée. Deux d'entre eux ont beaucoup d'urée. Le traitement a eu rapidement raison de cet abaissement des oxydations : elles sont remontées et le sucre a disparu.

Coefficient normal chez cinq diabétiques : ils ont peu de sucre. Tous font disparaître leur sucre à Vichy.

A la période de compensation parfaite du diabète, les oxydations sont exagérées : lorsqu'on examine les chiffres fournis par le soufre, le phosphore, on constate une augmentation des oxydations, mais les chiffres portent sur des différences moins grandes et moins étendues.

Les synthèses sont augmentées. L'organisme n'a pas perdu son pouvoir d'oxyder les corps ternaires (oxydation du lactate de soude et transformation du benzol en phénol). L'exhalation d'acide carbonique est augmentée (Quinquaud). Recherchant l'état des oxydations chez des malades atteints d'affections diverses (dyspepsies, calculs biliaires ou urinaires, etc.), j'ai trouvé en moyenne 774 pour 1 000. Le chiffre le plus bas concerne un dyspeptique hypochlorhydrique ; il était de 625 pour 1 000. Le chiffre le plus haut concerne un malade atteint de cirrhose hypertrophique, il était de 949 pour 1 000.

Théories du diabète. — Toutes les théories du diabète peuvent être ramenées à deux :

1° Il y a défaut d'utilisation du sucre.

2° Il y a production exagérée du sucre.

A. Utilisation insuffisante du sucre. — Cette utilisation insuffisante tient à une altération de l'estomac, de l'intestin (Rollo, Bouchardat, Senator, Pick, Heidenhain), du pancréas (Baumel) ; à ce que le sang diabétique ne renferme pas un sucre de même qualité qu'à l'état normal (Cantani) ; oxydations ralenties (Mialhe, Reynoso, Dechambre, Jaccoud, Bouchard) ; défaut de ferment glycolytique (Lépine).

B. Exagération de la production du sucre. — Cl. Bernard, G. Sée, A. Robin, etc.

En fait, le plus souvent dans le diabète à la période d'état, non seulement la désassimilation est exagérée, mais les oxydations sont exagérées. Mais ce qui prouve encore plus que le diabète tient à une exagération de production du sucre, c'est que la glycosurie persiste avec des oxydations ralenties. Enfin des maladies existent qui entraînent, les unes une exagération, les autres une diminution de la nutrition, modifications dans l'un ou l'autre sens égales à ce qu'on observe dans le diabète, sans qu'il passe du sucre dans l'urine.

La caractéristique du diabète est la fabrication exagérée du sucre[1].

Anatomie pathologique. — Aucune lésion n'est constante dans le diabète.

Les centres nerveux n'ont le plus souvent que des lésions consécutives au diabète : dilatations des lymphatiques péri-vasculaires, induration athéromateuse des vaisseaux, hémorrhagies, ramollissement, etc.

Les poumons et voies aériennes peuvent être atteints de tuberculose, de pneumonie, etc.

Système vasculaire. — L'artério-sclérose est très fréquente avec toutes ses conséquences. Le cœur est souvent atteint d'endocardite chronique, de myocardite, de dégénérescence.

Système digestif. — L'estomac est ordinairement dilaté, épaissi.

Le foie est souvent altéré. Tantôt petit, plus souvent gros, congestionné, parfois cirrhosé. La cirrhose peut être pigmentaire (Hanot, Chauffard, Letulle, Brault et Galliard, Schachmann).

Le pancréas est souvent ramolli, au moins partiellement. Les cellules peuvent être altérées, l'organe paraissant sain ; mais il peut être sain comme en témoigne un cas récent (Renaut, Lépine).

1. Les recherches si intéressantes de M. Lépine ne me paraissent pas démontrer que le diabète tient à la diminution du pouvoir comburant du sang pour le sucre qu'il renferme. En acceptant son chiffre le plus fort, on constate que normalement le sang humain détruit par heure et par kilo vingt-cinq centigrammes de sucre ; l'homme ayant en moyenne 5 kilos de sang, cela fait 30 grammes de sucre en 24 heures. Or, quelques-uns des diabétiques qu'il a cités brûlaient leur sucre en quantité normale, d'autres moitié moins. Mais en supposant cette action comburante complètement abolie, il n'y aurait que 30 grammes de sucre pour 24 heures, non brûlés. L'un des malades de M. Lépine rendait chaque jour 444 grammes de sucre !

Voici deux figures empruntées au travail de M. le professeur Strauss.

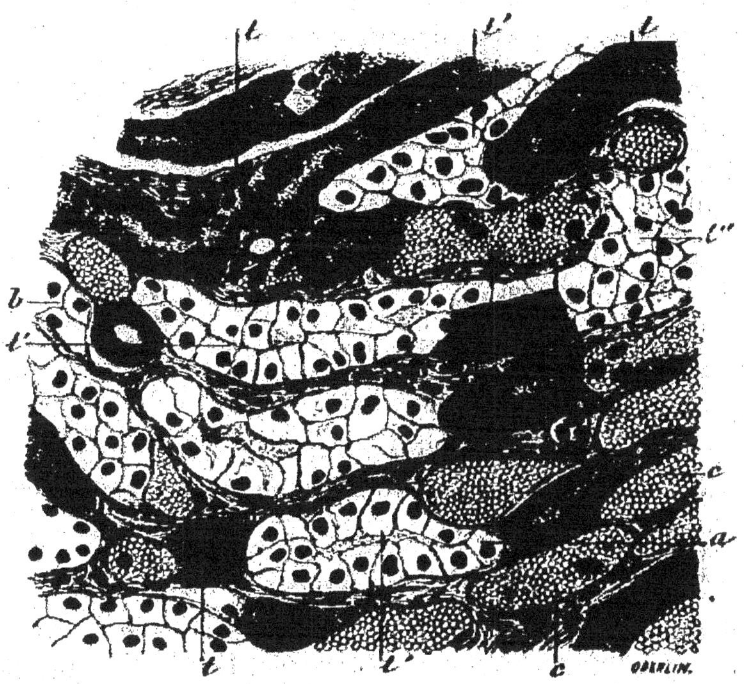

FIG. 1. — Coupe du rein diabétique (Cas I), portant sur la zone limitante, à peu près parallèlement à la direction des tubes droits (liquide de Müller, alcool, coloration par la glycérine hématoxylique) ; grossissement moyen. C'est un type de dégénérescence hyaline (lésion d'Armanni).

t, t, t, tubes larges de Henle, avec leur épithélium normal, à protoplasma sombre finement granuleux et les limites des cellules indistinctes.

t, t, t, t, les mêmes branches larges dont l'épithélium a subi la métamorphose hyaline ; le protoplasma est incolore; le noyau nettement coloré ; les limites des cellules extrêmement nettes ; l'aspect rappelle les mosaïques d'un endothélium traité par l'argentation.

a, a, points où l'on voit les tubes sains se continuer distinctement avec des portions dégénérées.

b, section transversale d'un tube dégénéré (branche grêle de Henle).

c, c, capillaires très volumineux réunis en faisceaux parallèles dans cette région du rein.

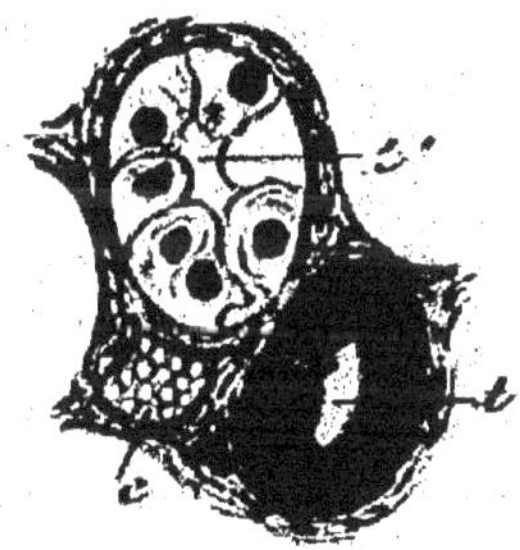

FIG. 2. — Section transversale d'un tube large de Henle, normal, *t*, et d'un tube malade *t'*.

c, capillaire.

Reins. — L'épithélium de la zone limitante peut subir la transformation hyaline (Armanni). Erlich dit qu'elle

peut subir l'infiltration glycogénique. M. Strauss a démontré que c'est une même lésion avec apparences variables, suivant le mode de préparation. Cette lésion ne se rencontre que dans le diabète (Erlich et Strauss).

Ebstein a vu la nécrose de l'épithélium des tubes contournés, d'ou disparition du noyau.

En dehors de ces lésions, on peut trouver toutes les altérations des néphrites.

TRAITEMENT

Le traitement du diabète comprend les moyens à opposer à la maladie et les moyens à employer contre chacune de ses complications.

A. Traitement général. — Quelle que soit la période du diabète, que les oxydations soient exagérées ou normales, il convient de soumettre le malade à un régime alimentaire spécial.

Régime. — *Le sucre diabétique est un poison pour l'économie qui le renferme.* Plus il augmente, plus les accidents s'aggravent. En outre, *le sucre entretient la maladie et l'excite encore.* Lorsqu'on donne du sucre à un diabétique, non seulement il rend dans ses urines une plus grande quantité de sucre, égale le jour même à ce qu'il rendait d'ordinaire et à ce qu'il a ingéré en plus, mais encore il rend beaucoup plus de sucre les jours suivants (Cantani, Hédon, Frémont, etc.).

Le foie peut faire du sucre avec tous les aliments ; mais il en fait plus avec les aliments hydrocarbonés ou féculents. Dans le régime anti-diabétique, il faut donc supprimer ces derniers aliments. Mais la sévérité du régime doit être proportionnée avec la gravité, avec l'état du diabète ; donc *le régime alimentaire n'est pas uniforme*, il doit varier suivant chaque cas. *Il faut et il suffit que la sévérité du régime soit établie de manière qu'il n'y aît jamais de sucre dans l'urine.* Le problème est encore compliqué, car chaque malade a son équation idiosyncrasique pour chaque aliment glycogénique en particulier (Bouchard).

Dans un travail, il est impossible d'indiquer toutes ces graduations; on ne peut qu'indiquer les éléments; le médecin les appliquera à chaque cas suivant les circonstances. Certains diabétiques sont si peu malades qu'ils peuvent presque s'alimenter comme tout le monde.

Substances ordinairement dangereuses.

(*a*). **Sucres en nature** (sucre de canne, miel, lactose, etc.). — La mannite, l'inosite n'auraient pas d'action fâcheuse. La saccharine ou sucre de goudron a un grand pouvoir sucré, mais n'est pas un sucre. On peut l'employer à petite dose pour sucrer les boissons. Parfois elle diminue l'appétit, et il faut toujours la donner avec une quantité égale d'alcalins (C. Paul).

(*b*). **Féculents, aliments sucrés.** — Tous les aliments renfermant de l'amidon, des principes sucrés, doivent être proscrits (pain, farine, riz, maïs, pommes de terre, sarrasin, topinambours, arrow-root, sagou, vermicelle, macaroni, semoule, haricots, pois, lentilles, marrons, châtaignes; — betteraves, carottes, navets).

Tous les fruits, sauf les noix, noisettes, amandes, olives. Les pistaches contiennent peu de sucre.

(*c*). **Boissons sucrées.** — Lait (surtout d'ânesse). Bières : les unes sont trop riches en alcool, les autres renferment beaucoup de sucre et de dextrine. Vins doux, cidres, vins de Madère, de Marsala, de Malaga, de Chypre, de Xérès, de Porto, de Champagne. Poiré, jus des fruits. Limonades acidulées gazeuses.

(*d*). **Alcool.** — Le vin rouge, *vieux*, riche en tannin, en quantité modérée, coupé d'eau, doit seul être permis. L'alcool est presque toujours trop largement donné aux diabétiques.

(*e*). **Aliments riches en acide et surtout en acide oxalique.** — Bouchardat proscrit les tomates, l'oseille, parce qu'elles sont riches en oxalate de chaux : mais le lavage de ces légumes à l'eau bouillante les rend sans danger.

Substances ordinairement permises.

Elles permettent une alimentation variée ; ce qui est indispensable pour entretenir l'appétit et maintenir le bon fonctionnement de l'appareil digestif.

(*a*). **Aliments fournis par le règne animal.** — Viandes de toutes natures, blanches ou noires. On ne doit pas les préparer avec de la farine, du lait ou de la crème ; ou bien ne pas prendre de sauce. *Le foie doit être proscrit* comme renfermant du sucre et du glycogène.

Tous les poissons : on peut les préparer à l'huile et au vinaigre (peu de ce dernier). Les moules, escargots, homards, langoustes, crevettes, écrevisses, grenouilles, tortues peuvent être employés.

Les huîtres sont peu nuisibles.

Les œufs, beurre, fromages sont excellents.

Bouchardat permet la crème fraîche et de bonne qualité. Les corps gras sont très utiles : beurre, lard, graisse de porc, de veau, de bœuf, de mouton, d'oie, de canard ; huiles d'olives, de noix, etc. ; charcuterie, caviar, sardines à l'huile, thon à l'huile, hareng saur à l'huile, rillettes, gras de jambon, etc.

La plupart des diabétiques doivent manger des graisses largement; elles compensent l'absence des féculents et combattent la constipation.

(*b*). **Aliments fournis par le règne végétal.** — La plupart des végétaux sont permis. Les herbes contiennent du ligneux, un peu de fécule, de dextrine, de la gomme, etc. Les principaux légumes sont les épinards, la chicorée, la laitue, les asperges, les artichauts, les haricots verts, les salsifis, les choux-fleurs, les choux, les choux de Bruxelles, la choucroute. Toutes les salades sont bonnes.

Comment assaisonner les légumes? — Lorsqu'on peut les faire bouillir longtemps avec beaucoup d'eau, on les prive de presque tous leurs éléments sucrés ou transformables en sucre. On doit les séparer de leur eau de coction et jeter celle-ci.

Les salades renferment peu de sucre; elles contiennent surtout de l'inuline qui est utilisée, en général, par les diabétiques. Les graisses, huiles, etc., doivent entrer largement dans la préparation des légumes.

Fruits permis. — Noix, noisettes, amandes, olives. A la rigueur on peut y joindre les pistaches.

Pain et diabète. — Le pain doit être le plus souvent défendu; et lorsqu'il peut être permis, c'est toujours en quantité modérée. Il vaut mieux prescrire *la mie* que la croûte. Elle fait plus de volume, *renferme moins de sucre à poids égal*, est plus redoutée par le malade, gêne moins la mastication. La croûte sera ordonnée si les dents sont bonnes, mais on en limitera la quantité. Chez les diabétiques dont les dents sont mauvaises, la croûte de pain peut déterminer des troubles digestifs, parce qu'elle gêne la mastication.

La pomme de terre cuite à l'eau renferme peu de sucre,

un peu plus de deux fois moins que le pain. Elle peut remplacer le pain ; mais il faut en limiter l'usage. Le malade en juge par le volume : *or une pomme de terre cuite à l'eau, de 100 grammes, est grossé comme un œuf de dinde* ou un gros œuf de poule.

Le pain d'amandes douces, avec des œufs, est utile (Pavy). On débarrasse les amandes de leur sucre et de leur dextrine en les lavant à l'eau bouillante acidulée.

Le pain de Soya (Dujardin-Beaumetz), la *fromentine* (Douliot) renferment une huile essentielle qui en gâte le goût et a une action purgative dans le Soya.

Le pain de Gluten renferme toujours de la fécule ; mais on en mange fort peu à cause de son volume et de sa légèreté ; lorsque le malade le supporte il rend des services.

Boissons. — Vin rouge, vieux et non acide coupé de beaucoup d'eau pure non glacée. Il ne faut pas que le diabétique endure la soif (Bouchard), mais il doit boire peu à la fois pour ne pas surcharger son estomac.

Air, lumière sont indispensables au diabétique. Le bord de la mer, excitant, ne convient pas chez ceux qui ont des oxydations élevées.

Exercice des muscles, des membres et du tronc est très utile.

Marche, équitation, *canotage*, vélocipédie, jardinage, menuiserie, etc.

Lorsque les oxydations baissent, que l'amaigrissement survient, l'exercice doit être très modéré, presque nul. Au contraire, lorsque les oxydations sont élevées, il faut exiger un *exercice progressif*, poussé jusqu'à une fatigue légère.

Vêtements en laine et légers conviennent mieux.

Habitation vaste, aérée; chauffée à 17 degrés en hiver, par *une cheminée*. En été, on ouvrira souvent les fenêtres.

État moral : fuir les émotions; pas de jeu, pas de politique, etc.

Alimentations diverses suivant les auteurs. — Cantani ne permet que la viande et les graisses. Celles-ci sont pancréatisées. Du saindoux est haché avec du pancréas frais d'un animal; après 3 ou 4 heures on fait frire légèrement ce mélange. La durée de ce régime est de 3 à 9 mois, suivant les cas.

En réalité, il n'y a pas un régime du diabète : *il n'y a qu'un régime pour chaque diabétique*. C'est au médecin à le prescrire, suivant la gravité de chaque cas : lorsque le régime carné et graisseux absolu laisse du sucre passer dans l'urine, on peut mettre le malade au jeûne pendant 12 heures. Souvent le sucre disparaît et le régime carné et graisseux ne le fait pas reparaître.

Chaque fois qu'on veut donner le régime carné et graisseux absolu, il faut donner simultanément les alcalins.

Médicaments. — Ils doivent être divisés en médicaments qui abaissent les coefficients d'oxydation et médicaments qui les augmentent. En se plaçant à ce point de vue, le traitement du diabète varie essentiellement suivant que les oxydations sont exagérées ou au contraire au-dessous de la normale.

A. *Diabète avec oxydations exagérées*

Alcalins. — Tous les médecins en ont reconnu l'utilité dans le diabète (Brouardel). On donne de 4 à 8 grammes par jour de bicarbonate de soude, en 2 ou 3 doses, une heure avant chaque repas, dans un peu d'eau.

Opium. — On commence par une pilule matin et soir de 2 à 3 centigrammes d'extrait thébaïque, et on élève progressivement la dose. Les diabétiques supportent des doses énormes. Il ne faut pas aller jusqu'à la somnolence.

Antipyrine. — (G. Sée, Robin). Se donne à la dose de 3 grammes par jour, en 3 doses de 1 gramme, loin des repas. Chaque dose doit renfermer 50 centigrammes de bicarbonate de soude.

Dès que l'albumine se montre, il faut cesser l'antipyrine.

Exalgine. — Dujardin-Beaumetz, Bardet donnent matin et soir 50 centigrammes d'exalgine dans de l'eau légèrement alcoolisée.

Arsenic et lithine (Martineau). — Une bonne manière de les administrer est de prescrire une heure avant chaque repas un verre d'eau de Vichy dans lequel on mettra 30 centigrammes de carbonate de lithine et 2 gouttes de liqueur de Fowler (Dujardin-Beaumetz).

Sulfate de quinine (Worms). — Une dose massive de 60 centigrammes de sulfate de quinine, une seule fois à la fin du principal repas. On pourra la répéter après le second repas.

Bromure de potassium. — 2 à 3 grammes suffisent : *il ne convient que s'il y a de l'excitation, des crampes, de l'insomnie*, etc. On le donnera au moment de se coucher.

Valériane. — Utile dans les mêmes circonstances à la dose de 30 à 60 centigrammes d'extrait, par jour, par pilules de 10 centigrammes. On peut aussi donner le valérianate d'ammoniaque de Pierlot.

Bains alcalins tièdes de 20 à 25 minutes deux fois par semaine.

Tous ces moyens seront employés à doses et pendant un temps variables, suivant la réaction de chaque diabétique. On cessera leur usage lorsque les oxydations seront notablement abaissées au-dessous de la normale depuis plusieurs jours. En général, on devra en cesser l'usage après 15 jours ou trois semaines.

Le plus souvent on se trouvera bien de leur emploi alternatif, coupé par des périodes de repos.

L'analyse de l'urine au point de vue des oxydations dirigera sûrement le médecin dans son intervention. Certains sujets sont excessivement sensibles; j'ai constaté cette sensibilité chez plusieurs malades, après deux et trois ans d'intervalle. Il faut donc parfois beaucoup de précautions, de légèreté de main, pour ne pas dépasser l'intervention utile.

B. *Diabète avec oxydations abaissées*

Il faut distinguer deux cas : les oxydations sont abaissées momentanément ou d'une manière définitive.

Les oxydations sont passagèrement abaissées. L'apparence relativement bonne du sujet permet de reconnaître qu'il n'y a qu'un affaiblissement passager de l'organisme.

Le médecin doit se préoccuper surtout de ce qui peut relever l'appétit : *le meilleur stimulant de l'organisme, c'est l'assimilation abondante* (Frémont).

On prescrira donc les amers, les strychnés, teinture de Baumé, de Colombo, macération de quassia-amara, noix vomique, vin de gentiane.

Voici une formule de M. Bouchard : sulfate de strychnine, 6 centigrammes, eau distillée, 150 grammes.

Une cuillerée à café dix minutes avant chaque repas.

Il faut remédier à l'altération possible des sécrétions stomacales, suivant le sens dans lequel elles sont altérées (hyperchlorhydide ou hypochlorhydrie, fermentation lactique, etc.).

En cas de doute, on fera l'analyse du suc gastrique ; il est sans danger avec mon appareil pour l'estomac. On prescrira suivant les cas les acides (HCl 4 ‰), pepsine, alcalins, etc.

Au besoin, on aura recours aux peptones, aux graisses pancréatisées.

L'hydrothérapie sera prescrite d'après la formule suivante, due à M. Robin :

Douche en pluie tiède de 30 secondes ; puis un nuage d'eau froide réduite en poussière enveloppant tout le corps pendant 2 ou 3 secondes ; enfin un jet aussi fort que possible sur les pieds avec de l'eau très froide, pendant 2 secondes.

Si le malade répugne à l'hydrothérapie, on donnera un bain très chaud à 38 ou 39 degrés pendant 5 à 6 minutes.

Au sortir de la douche ou du bain, séjour au lit pendant vingt minutes ; si le temps est beau, promenade un peu plus rapide que de coutume.

Le fer doit être donné à cette période (protoxalate de fer, ou fer Girard (Hayem). Ce fer ne constipe pas. Dragées de Rabuteau, de Foucher (d'Orléans), etc.

Sulfate de quinine.—Pris à la dose de 20 centigrammes à la fin de chacun des trois principaux repas. (Son action est alors excitante ; tandis qu'à la dose massive de 60 centigrammes en une fois, il diminue les oxydations.)

Oxygène.—Inhalations, ou mieux, chargement de l'air dans lequel vit le diabétique par une grande quantité d'oxygène. Cela est possible aujourd'hui : ce gaz se livre à bon marché. On peut encore employer l'eau oxygénée (Le Blond).

Bains d'air comprimé. — Électrisation du foie. — Frictions sèches.

Massage et exercice. — Mais ils ne doivent pas être poussés jusqu'à l'endolorissement, la fatigue ou la courbature, sans cela ils diminueraient l'appétit : or, c'est là ce qui domine la situation.

Les sources ferrugineuses de Vichy, combinées avec l'hydrothérapie et l'ensemble de la cure thermale, conviennent admirablement dans ces cas d'affaiblissement momentané des oxydations.

En général, les oxydations ne tardent pas à remonter au pair, à le dépasser; à ce moment, il faut changer complètement le traitement. C'est une question d'expérience et de savoir.

Lorsque le coefficient d'oxydation azotée est définitivement abaissé au-dessous de la normale, c'est l'indice de la déchéance profonde de l'organisme. Il ne faut pas désarmer ; il faut recourir à l'ensemble des moyens qui peuvent relever l'économie : il n'y a qu'à se rappeler les moyens préconisés ci-dessus. On y ajoutera les lotions aromatiques froides, très courtes, suivies de frictions sèches.

Cependant on ne devra pas employer l'électrisation du foie, le massage, l'exercice trop prolongé. Souvent on se trouvera bien de recommander le repos au grand air, les promenades en voiture.

On proscrira l'antipyrine, les opiacés, etc.

Chez ces malades, on pourra essayer des eaux minérales de Saint-Nectaire ou de Carlsbad (A. Robin). Le voyage sera fait avec beaucoup de ménagements et la cure, surveillée avec grand soin.

Médicaments dangereux comme altérant les voies digestives ou le sang, ou n'ayant pas d'action :

Acide phénique, acide salicylique, teinture d'iode, iodoforme, jambolanum, cocaïne, cana agria.

Polyurie. — L'*ergotinine* en injections sous-cutanées (Dehenne, Ruysen), à la dose de 1/2 milligramme, diminue la polyurie et la soif.

La *pilocarpine*, d'après Haller, en injection sous-cutanée de 2 centigrammes, aurait la même action favorable sur la soif et la polyurie. Il faut laisser quelques jours dans l'intervalle des injections.

Traitement des complications.

Toutes les complications réclament avant tout le traitement antidiabétique.

Fermentations intestinales. — On les combattra par les antiseptiques ordinaires : naphtol β., acide lactique, etc., purgatifs, etc. Nous ne pouvons que renvoyer au livre sur l'antisepsie intestinale du Dr Le Gendre.

Prurit. — D'après Lorenz, une solution aqueuse d'icthyol à 10 pour 100 amène la disparition du prurit vulvaire et du prurigo. Parfois il a frictionné la partie malade avec de l'icthyol pur.

Les solutions et pommades avec la cocaïne 1 pour 100 rendent de grands services.

Parfois on est obligé de recourir à l'antipyrine, 2 et 3 grammes par jour, ou au bromure de potassium, 4 grammes par jour.

Eczéma se soigne comme tous les eczémas, mais il faut instituer le traitement antidiabétique.

Phimosis peut être heureusement traité par l'éponge préparée (Delthil) par la dilatation (de Saint-Germain) ou opéré.

Posthite et balano-posthite réclament les plus grands soins de propreté à grande eau; séparer le gland avec du coton hydrophile, imbibé dans une solution d'acide borique 40 pour 1 000.

Cystite. — Lavages intra-vésicaux avec une solution boriquée, 40 pour 1 000, trois fois ou plus par jour.

Vaginite. — Injections boriquées ou au sublimé à 1 pour 2 000.

Métrite, Métrorrhagies réclament leurs traitements ordinaires.

Albuminurie. — Réclame un traitement différent suivant sa cause (origine gastro-intestinale, hépatique). Si elle est d'origine rénale, on pourra essayer le lait et le fer, d'autant plus que les oxydations sont abaissées.

Maladies infectieuses. — Pneumonie, fièvre typhoïde, etc., réclament leur traitement ordinaire, mais plus tonique. Il ne faut pas lutter contre la fièvre, à moins qu'elle ne soit excessive. Souvent on retirera avantage du lait qui facilitera la dépuration rénale, bien qu'il élève le sucre (Merklen).

Furoncles, Anthrax, Phlegmons, Abcès, Gangrènes. — On leur appliquera le traitement de M. *Verneuil* : Incision au thermo-cautère, en empiétant un peu sur la partie saine. Puits au thermo-cautère. Pulvérisations phéniquées à 1 pour 100, d'une demi-heure, 5 ou 6 fois par jour, avec un *gros pulvérisateur*. Les pulvérisations enlèvent toute douleur.

Néoplasmes. — On doit les enlever au thermo-cautère et seulement lorsque le diabète est amendé par le traitement médical et la tumeur maligne ou absolument gênante (Tuffier).

Si les oxydations sont abaissées (Frémont), les réflexes disparus (Reygnier, Berger), on a moins de chances de réussir.

COMA

Le traitement varie suivant qu'il s'agit de collapsus cardiaque ou d'acétonémie.

Collapsus cardiaque. — Avant qu'il éclate, le médecin est souvent averti par la faiblesse du pouls, du choc cardiaque, de la pression intra-artérielle (Potain), par la pâleur des téguments et de la face, l'apparition de palpitations au moindre effort, l'augmentation de la matité cardiaque (Potain).

On préviendra le collapsus en interdisant tous les efforts, l'alcool, le bromure, l'antipyrine, l'exalgine, l'acétanilide, etc., et on proscrira le café, le thé, le grand air, les promenades en voiture.

En cas de collapsus, coucher le malade la tête basse, les pieds élevés; injections sous-cutanées d'éther, de caféine, frictions sèches. Lorsque la connaissance est revenue, immobilisation, etc.

Acétonémie. — Avant l'apparition du coma, l'odeur des urines, de l'haleine, peut le faire présager : on donnera les alcalins à haute dose. Stadelmann a donné avec succès jusqu'à 100 grammes de bicarbonate de soude par jour.

Lorsqu'on veut soumettre un malade au régime carné, il faut lui donner largement auparavant et pendant les premiers jours, des alcalins.

Lorsque le coma existe, on peut faire, à l'exemple de Stadelmann, Minkowski, Hesse, Dickinson, Chadbourne et M. Lépine, une injection intraveineuse, d'une solution aqueuse contenant 30 pour 1000 de carbonate de soude et 6 pour 1000 de chlorure de sodium.

M. Dieulafoy a fait sans succès la transfusion du sang à un diabétique non menacé de coma : peut-être cette pratique serait-elle utile dans le coma.

Les auteurs qui pensent que le coma tient à des poisons fabriqués par l'intestin, ou susceptibles d'être éliminés par lui, cherchent à prévenir le coma par l'antiseptie intestinale et, lorsqu'il existe, ils donnent des purgatifs drastiques (eau-de-vie allemande, 30 grammes) (Lancereaux).

Cette pratique est très utile dans beaucoup de cas.

Eau de Vichy. — Frerichs, Cantani, MM. Charcot, Brouardel, Hardy, Bouchard, Germain Sée, Jaccoud, Hayem, Dieulafoy, A. Robin, Lecorché, Dujardin-Beaumetz, Rendu, Landouzy, F. Raymond, etc., tous les hommes les plus instruits, les plus éminents, et de tous les pays, ont reconnu l'efficacité des alcalins et surtout de la cure de Vichy, dans le diabète.

Les effets de la cure se traduisent pour le malade par la disparition de la soif, le relèvement des forces, la diminution et souvent la cessation de la glycosurie, la guérison rapide de certaines diabétides, telles que l'eczéma.

Les modifications de l'urine traduisent les changements apportés dans la nutrition cellulaire des diabétiques, changements qui expliquent les améliorations éprouvées par les malades.

Réaction. — L'urine devient moins acide. Une fois sur 300 analyses des vingt-quatre heures, je l'ai trouvée neutre, et une fois alcaline. La tendance à l'alcalinité s'accompagne d'un notable état de faiblesse (Bouchard).

Quantité. — *La quantité totale des urines émises en vingt-quatre heures est habituellement augmentée.* Elle a passé de 1540 centimètres cubes en moyenne à 1865 centimètres cubes. Mais la *polyurie nocturne disparaît :* le malade peut dormir. Cette augmentation de 325 centimètres cubes d'urine tient à l'ingestion de l'eau minérale : 1 litre et 1 litre 1/2. Cela est si vrai que la quantité totale de l'urine, après la cure, tombe beaucoup au-dessous du chiffre qu'elle atteignait au moment de l'arrivée à Vichy.

Densité. — Baisse de 1028 à 1021.

Sucre. — Le sucre diminue ou disparaît. Cent trente malades qui rendaient en moyenne 60 grammes de sucre en vingt-quatre heures n'en rendaient plus que 21 gram. après la cure. Cinquante-sept ont quitté Vichy avec zéro. Ces malades n'avaient pas modifié leur régime alimentaire.

Quatre malades, après avoir fait diminuer leur sucre, l'ont augmenté par de grands écarts de régime. Un malade atteint de diabète aigu héréditaire (observation 16), très amaigri, très affaibli, augmente son sucre ; mais l'appétit était devenu formidable, les forces avaient beaucoup augmenté et le poids avait pris trois kilogrammes en 24 jours.

Urée est augmentée de 4 grammes par jour et par malade. Chez quelques sujets elle a diminué légèrement.

Acide urique. — Il est diminué et ne dépose jamais. On sait du reste que Pfeiffer, Posner et Goldenberg ont démontré qu'une urine peu dense et peu acide dissout mieux l'acide urique.

Albumine est souvent modifiée favorablement. Deux fois elle est tombée de 3 grammes par 24 heures à 1gr,20 et 1gr,40. Il s'agit dans ces cas d'albuminurie alimentaire ou par congestion passagère des reins.

Acide phosphorique est augmenté, mais moins proportionnellement que l'urée.

Coefficient d'oxydation azoté. — Je n'ai pu examiner ce coefficient avant et après la cure (souvent aussi pendant la cure) que chez 48 diabétiques.

La moyenne de ce coefficient avant la cure était de 840 pour 1000. A la fin de la cure il est descendu à 790 pour 1000, soit une diminution de 50 pour 1000.

Trente ont un coefficient d'oxydation au-dessus de la normale ; treize l'ont au-dessous et cinq l'ont normal.

Coefficient au-dessus de la normale : trente cas. — Ces trente malades ont un coefficient moyen de 883 pour 1000. Sous l'influence de la cure il descend à 797 pour 1000. Elle a donc abaissé les oxydations azotées de 86 pour 1000.

Les malades, avant la cure, rendaient en moyenne 52gr, 2 de sucre par jour ; après la cure ils n'en rendent plus que 32 grammes. Treize partent sans traces de sucre. Ordinairement le sucre diminue comme le coefficient des oxydations.

Coefficient au-dessous de la normale : treize cas. — Ces malades ont un coefficient moyen de 726 pour 1 000. Sous l'influence de la cure, il remonte à 800 pour 1 000. Il y a donc eu une augmentation de 74 pour 1 000.

Avant la cure, ces diabétiques avaient en moyenne 16gr, 27 de sucre par jour ; après la cure ils n'en ont plus que 2gr, 64. Sept d'entre eux arrivent à zéro sucre.

Chez presque tous l'urée était peu élevée ; Mme M.

pesant 115 kilogs n'avait que 18 grammes d'urée. Mais deux malades avaient beaucoup d'urée ; 55 gr, 85 avec un coefficient de 781 pour 1 000 (observation 47) ; et 47 gr, 52 avec un coefficient de 747 pour 1 000 (observation 49).

Le premier, j'ai signalé ces abaissements momentanés des oxydations chez les diabétiques. On avait dit que les oxydations étaient augmentées chez les diabétiques bien portants, et abaissées chez les cachectiques. C'est pour cela qu'on n'avait pas vu que l'examen des oxydations pouvait guider le médecin sur le choix de la médication et sur la durée de cette médication. Ainsi, chez les treize diabétiques dont les oxydations étaient abaissées, les apparences étaient superbes. J'ai eu soin de prescrire les sources ferrugineuses, les douches tièdes terminées par l'eau froide sur les pieds, le massage, et en quelques jours l'appétit s'est développé, l'assimilation a doublé, les oxydations sont remontées.

Coefficient normal : cinq cas. — Ces malades ont avant la cure, comme coefficient, en moyenne 806 pour 1 000. Après la cure ils ont 793 pour 1 000.

Ils avaient quatorze grammes de sucre par vingt-quatre heures avant la cure. Après la cure tous avaient zéro, sauf un qui a fait disparaître son sucre, puis l'a fait réapparaître par des écarts de régime.

Poids des diabétiques avant et après la cure de Vichy. — En moyenne *ils augmentent de un kilog. en vingt jours* ; et cela en été. Donc l'assimilation dépasse la désassimilation. Les obèses ont de la tendance à maigrir ; cela tient peut-être à ce que souvent leurs oxydations avant la cure étaient très inférieures.

On doit conclure que la cure de Vichy convient merveilleusement dans le diabète, à condition qu'on tienne compte dans son application de la nouvelle donnée des oxydations. Une urine, riche en urée, avec un coefficient d'oxydation élevé, indique un traitement énergique : on ordonnera les sources de la Grande-Grille, du Puits-Chomel (44° et 45°), des bains tièdes courts, un exercice énergique.

Une urine acide, riche ou pauvre en urée, mais avec des oxydations abaissées chez un diabétique en apparence bien portant, indique l'usage des sources ferrugineuses Lardy, Mesdames ; les douches tièdes trente secondes terminées par l'enveloppement d'eau froide, et le jet froid sur les pieds, le massage, etc.

Une urine peu acide, neutre ou alcaline, pauvre en urée avec des oxydations abaissées chez un cachectique avéré contre-indique leur usage. On pourra essayer alors Saint-Nectaire ou Carlsbad.

Ce qui doit guider le médecin, ce sont les oxydations et surtout les *oxydations azotées*.

Des observations généralement de peu de valeur ont été présentées en faveur de l'action utile d'autres stations minérales. En réalité, nulle part il n'est possible d'obtenir des résultats comparables à ceux de Vichy, car nulle part le médecin n'a deux types de sources : alcalines pures, ferrugineuses alcalines, qui lui permettent de chercher et d'obtenir des résultats différents et parfois opposés.

EAUX MINÉRALES A DOMICILE

Un certain nombre de diabétiques ne prennent jamais de médicaments. Ils se contentent du régime et prennent trois ou quatre fois par an de l'eau de Vichy chez eux : en moyenne, une bouteille par jour, en dehors des repas,

Un verre le matin au lever et une grande heure avant les repas. Vingt à vingt-cinq bouteilles de suite; moyennant cela, beaucoup d'entre eux n'ont jamais de sucre.

Cette pratique donne généralement de bons résultats. parce que les oxydations sont le plus souvent exagérées dans le diabète. Mais ils seraient bien supérieurs si le médecin était consulté plus régulièrement sur le moment de ces cures à domicile, sur leur durée, sur la quantité d'eau à prendre et le choix des sources. Le médecin de Vichy ne peut donner ces diverses indications : le médecin traitant doit les préciser suivant les cas.

DIABÈTE CÉRÉBRO-SPINAL

On doit comprendre sous ce nom le diabète symptomatique d'une altération des centres nerveux : encéphale ou moelle.

Lésions de l'encéphale pouvant donner lieu au diabète : méningite chronique (Leudet). Tumeurs du quatrième ventricule, fibromes, anévrysmes, gommes, dégénérescence granulo-graisseuse des cellules nerveuses (Lancereaux, Luys, Homolle, Frerichs, etc...). Fractures et plaies avec enfoncement du crâne (Larrey, Kolaski, Friedberg).

Lésions de la moelle pouvant donner lieu au diabète : Myélite à foyers multiples (Becquerel). Ataxie, myélites (Althaus, Leyden). Fractures de la colonne vertébrale dans la région dorsale (Schiff). Luxation d'une vertèbre cervicale (Hermann. Scheuplein).

M. Henrot (de Reims) a vu le diabète avec une tumeur du pneumogastrique droit. Il faudrait d'autres observations pour faire admettre un diabète par lésion des nerfs.

SYMPTOMATOLOGIE

En général, la quantité de sucre est peu considérable, la soif, la faim, la polyurie sont augmentées. La maladie marche comme la lésion dont elle est symptomatique, et parait influencer fort peu le pronostic.

Le diagnostic se fait avec le diabète ordinaire presque toujours facilement : troubles nerveux, céphalalgie, douleurs de la nuque, parfois aphasie, paralysies limitées aux yeux, à un membre et tenaces révèlent la lésion nerveuse.

Dans les maladies médullaires, on a les signes qui ont précédé le diabète : l'exagération du reflexe patellaire, etc.

Frerichs a cité une observation où le diabète évolua rapidement sans signes d'une altération de l'encéphale, de telle sorte qu'on pouvait penser à un diabète pancréatique. A l'autopsie, on trouva un anévrysme du plancher du quatrième ventricule.

Le pronostic de ce diabète est celui de sa lésion.

Dans l'ataxie, les myélites, l'apparition du sucre indique que le plancher du quatrième ventricule est atteint : elle a donc une signification grave.

Si le diabète est dû à une lésion syphilitique, il peut guérir par le traitement spécifique (Fournier, Quinquaud, Brocq).

Lorsque le diabète est d'origine traumatique, il guérit en quelques semaines, s'il s'est montré peu après le trauma ; au contraire, il est grave s'il s'est montré deux ou trois mois après l'accident (Brouardel, Richardière).

Le traitement de ce diabète doit consister dans le traitement de sa lésion (enfoncement du crâne, luxation d'une vertèbre). Traitement spécifique, s'il y a lieu de soupçonner une gomme.

Le régime et les médications du diabète idiopathique permettent de prolonger l'existence de ces malades, et si la lésion disparaît, de les guérir.

DIABÈTE PANCRÉATIQUE

Von Mering et Minkowski ont démontré que *l'ablation totale du pancréas chez le chien est toujours suivie du diabète*. MM. Lépine, Hédon ont vérifié ces résultats. Nicolas de Dominicis, Cantani, Rémond (de Metz) pensent que le diabète peut manquer quelquefois.

Si on laisse dans l'abdomen un fragment de pancréas, même sans connexion avec l'intestin, le diabète ne se produit pas. Si on enlève ce morceau minime, le diabète apparaît.

La glycosurie commence quelques heures après l'extirpation totale du pancréas (cette extirpation totale est difficile). Le sucre atteint rapidement 50 grammes pour mille. L'urée augmente ainsi que l'urine. La polydipsie, la polyurie, la polyphagie sont excessives ; malgré cela, les animaux maigrissent, perdent leurs forces. La glycosurie cesse deux ou trois jours avant la mort. Les animaux succombent dans l'hecticité, un mois ou deux après l'extirpation du pancréas.

C'est M. Lancereaux [1] qui a eu le mérite d'établir que chez l'homme il existe un diabète spécial dû à l'altération du pancréas. Ce diabète se présente avec des caractères très particuliers.

Les prodromes sont exceptionnels, ce sont : des vertiges, avec coliques, vomissements, diarrhée ; de l'impuissance virile subite (Notta).

1. A côté de M. Lancereaux, il faut citer son élève Lapierre, MM. Notta, Guelliot, Baumel, Recklinghausen, Lépine, etc.

Les symptômes, précédés ou non de prodromes, éclatent en pleine santé, violents, excessifs ; la soif est inextinguible ; la polyurie est considérable et peut dépasser 10 litres ; la faim est très grande au début.

En quelques semaines, l'amaigrissement, la faiblesse sont extrêmes.

L'insomnie résulte de la polyurie, de la polydipsie. Les digestions ne tardent pas à devenir lentes, pénibles, accompagnées de gaz fétides. La constipation et la diarrhée alternent. Au moment de la diarrhée, les selles sont poisseuses, fétides, parfois elles sont graisseuses. La vue peut être rapidement compromise (Lecorché, Lancereaux). Les cheveux, les dents tombent, les ongles poussent lentement et deviennent friables. Les extrémités deviennent froides, œdémateuses. La tuberculose pulmonaire est fréquente.

La marche de cette maladie est très rapide et presque sans rémission. En quelques mois, les sujets deviennent maigres, la peau ridée, sèche, écailleuse, le teint pâle, les yeux excavés et les joues creuses. Les muscles excités restent contractés pendant plus d'une minute. Les réflexes rotuliens sont abolis. L'intelligence faiblit.

Le sucre éliminé est toujours considérable : 300 à 500 grammes ; on a vu 1400 grammes.

La mort survient au bout de 4, 6, 12, 18 mois au plus ; soit par tuberculose, pneumonie, cachexie, etc...

Dans ces cas de diabète pancréatique, on trouve des lésions variables de cette glande (calculs) (Lancereaux), destruction par formation de pus (Frerichs), cancer avec altération de tout le pancréas (Millard), etc...

En somme, la nature de la lésion importe peu : il suffit qu'elle atteigne tout le pancréas.

C'est pour cela que les lésions du pancréas, qui sont limitées à un point de cette glande, ne déterminent pas de diabète.

Le diagnostic est presque toujours incertain au début. Dans un cas, j'ai fait le diagnostic surtout en tenant compte de l'ensemble de l'état du sujet. Il s'agit d'une malade du service de M. Millard[1], âgée de 50 ans, profondément ictérique, avec gros foie, devenue subitement malade quinze jours auparavant. Un peu de mousse de la salive à la commissure des lèvres me fit penser au diabète : la malade me dit qu'elle avait soif. Je trouvais beaucoup de sucre dans l'urine. Il fallait penser que la cause de l'ictère et du diabète, survenus si brusquement et si intenses, était la même.

Une altération du pancréas de nature cancéreuse ayant envahi le cholédoque était l'hypothèse la plus vraisemblable.

Mort trois mois après : cancer du pancréas généralisé à toute cette glande, enserrant le canal cholédoque.

Parfois on peut faire le diagnostic par suite de douleurs épigastriques dues à de la lithiase pancréatique (Lancereaux), ou par la constatation de selles graisseuses, ou par la sensation d'une rénitence, d'une douleur due à une tumeur du pancréas. On doit toujours y penser en présence d'un diabète suraigu débutant en pleine santé : si les médicaments n'enrayent pas la marche de la maladie, on pourra affirmer la nature organique du diabète.

Dans quelques cas de diabète par lésion nerveuse, on ne peut faire le diagnostic avec le diabète pancréatique.

Le traitement est celui du diabète ordinaire.

1. Je suis très reconnaissant à M. Millard de m'avoir permis de rapporter ce cas et de m'en avoir donné l'observation.

Tableau A. — Coefficient d'oxydation azotée exagéré.

Nos d'ordre	Sexe	Taille	Age du sujet années	Age du diabète années	Poids kil.	Date de l'analyse	Quantité d'urine 24 h. cent.	Quantité d'urine densité	Matériaux solides grammes par litre	Matériaux solides grammes par 24 h.	Sucre : grammes par litre	Sucre : grammes par 24 h.	Albumine : gr. p. litre	Albumine : gr. p. 24 h.	Urée : grammes par litre	Urée : grammes par 24 h.	Azote total : gr. par litre	Azote total : gr. par 24 h.	Coefficient d'oxydation
1 M	H	$1^m,70$	50	4	73^k	12 juin	2150	1023	53,59	= 115,22	31,75	= 68,16	1,30	= 2,795	19,52	= 41,19	20,15	= 43,22	953 0/00
					?	22 juin	1825	1015	34,95	= 63,78	4,88	= 8,91	0,75	= 1,37	18,99	= 34,86	23,35	= 40,79	854 0/00
					76^k,500	3 juillet	1700	1012	27,96	= 47,53	1,22	= 2,07	0,70	= 1,19	13,85	= 23,54	17,87	= 30,48	772 0/00
2 B	H	$1^m,80$	73	2	114^k,500	15 juillet	1800	1025	57,25	= 103	23,20	= 41,76	....		26,10	= 46,98	30,28	= 54,48	862 0/00
					?	29 juillet	1850	1024	55,92	= 103,45	23,93	= 44,27	....		22,38	= 41,39	26,88	= 49,71	832 0/00
3 H	H	$1^m,68$	49	5 mois	62^k,300	13 juillet	1000	1032	74,56		37,85		....		18,44		23,23		836 0/00
					64^k,200	25 juillet	2850	1014	32,62	= 91,97	10,99	= 34,31	....		9,496	= 27,76	12,74	= 36,31	764 0/00
					64^k,600	3 août	2150	1012	27,96	= 60,114	0		....		10,60	= 22,79	13,47	= 28,96	786 0/00
4 G D	F	$1^m,62$	64	8	61^k,600	12 juillet	875	1038	81,54	= 71,347	33,724	= 30,33	....		41,34	= 36,27	43,55	= 38,11	952 0/00
					61^k,900	28 juillet	900	1031	72,23	= 65	22,46	= 20,214	....		39,23	= 35,31	45,61	= 40,95	862 0/00
5 Cte M	H	$1^m,68$	66	13	75^k	10 juillet	2135	1025	58,25	= 123,78	34,43	= 73,17	1,50	= 3,19	19,78	= 42,04	23,86	= 50,60	830 0/00
					75^k	21 juillet	2900	1020	46,60	= 135,14	21,09	= 61,16	0,75	= 2,175	15,24	= 44,21	22,80	= 66,12	668 0/00
					?	28 juillet	2760	1021	48,93	= 135,50	25,88	= 71,42	0,50	= 1,38	16,94	= 46,75	25,45	= 70,24	665 0/00
6 G	H	$1^m,68$	53	1	93^k,500	21 mai	2030	1022	51,26	= 104,06	1,58	= 3,23	traces		27,66	= 56,15	30,65	= 62,22	902 0/00
					....	1er juin	2320	1017	39,61	= 92,30	0		0		18,03	= 43,22	19,85	= 46,05	938 0/00
					89^k,900	11 juin	2100	1014	32,62	= 68,50	0		0		22,21	= 46,64	28,25	= 59,32	788 0/00
7 G	H	$1^m,72$	35	23	90^k,400	3 juin	2350	1038	81,54	= 191,62	51,53	= 121,015	0		29,19	= 47,5[illegible]	?		?
						17 juin	625	1032	74,50	= 46,60	15,38	= 9,61	0,10		39,11	= 24,44	46,16	= 28,85	847 0/00
						28 juin	2550	1040	93,20	= 237,06	61,49	= 158,80	0		19,38	= 44,32	20,70	= 53,48	798 0/00
8 N	H	$1^m,66$	56	2	63^k,400	28 mai	1370	1022	51,26	= 70,23	1,95	= 2,63	....		27,60	= 37,81	32,22	= 44,14	856 0/00
					63^k	10 juin	1335	1018	42,94	= 56,63	0		....		26,47	= 35,34	29,59	= 39,50	896 0/00
9 L	F	$1^m,55$	48	10	69^k,500	22 juin	1775	1038	88,34	= 156,58	49,08	= 95,92	....		23,33	= 41,75	24,2	= 43	970 0/00
						9 juillet	2100	1020	46,60	= 97,86	26,6	= 55,86	....		19,05	= 40	22,48	= 47,21	847 0/00
10 L	H	$1^m,60$	60			23 juin	2350	1013	30,29	= 71,18	0,97	= 2,29	....		15,54	= 36,52	17,06	= 40,109	910 0/00
						11 juillet	2600	1011	25,63	= 66,64	0		....		14,78	= 38,43	19,55	= 53,82	714 0/00
11 S	F	$1^m,55$	60	1	84^k,800	27 juin	1000	1039	90,87		41,025		....		34,34		40,47		848 0/00
					86^k	20 juillet	1150	1029	67,67	= 77,75	10,74	= 12,35	....		37,79	= 43,45	54,49	= 63,13	688 0/00
12 R	F	$1^m,62$	60	1	84^k,200	2 juillet	1300	1038	88,54	= 115,10	54,21	= 70	....		23,02	= 36,43	30,46	= 39,59	920 0/00
					82^k,800	19 juillet	1600	1019	44,27	= 71,83	0		....		34	= 54,4	43,19	= 69,38	780 0/00
13 G	H	$1^m,70$	56	4	94^k	30 juin	1350	1032	74,50	= 97,65	33,2	= 44,82	....		26,27	= 35,46	29,29	= 39,54	893 0/00
						10 juillet	2050	1021	48,93	= 100,30	13,67	= 28,02	....		19,05	= 39,05	25,33	= 52,33	746 0/00
					97^k,600	20 juillet	1600	1018	41,94	= 69,62	0		....		23,50	= 39,01	29,23	= 48,52	804 0/00

Tableau A. — (Suite).

Nos d'ordre		Sexe	Taille	Age du sujet années	Age du diabète années	Poids kil.	Date de l'analyse	Quantité d'urine 24 h. cent.	Densité	Matériaux solides grammes par litre	par 24 h.	Sucre : grammes par litre	par 24 h.	Albumine : gr. p. litre	p. 24 h.	Urée : grammes par litre	par 24 h.	Azote total : gr. par litre	par 24 h.	Coefficient d'oxydation
14	M	F	1m,68	48	1	84k	8 juin	1525	1035	81,55	= 124,36	38	= 56	....		26,64	= 40,626	28,468	= 43,956	920 °/oo
							15 juin	1775	1016	37,28	= 66,16		0	....		20,24	= 35,93	24,73	= 43,829	816 °/oo
						84k,900	1er juillet	1750	1017	39,61	= 60,32		0	....		27,44	= 46,44	34,50	= 68,48	767 °/oo
15	D	H	1m,70	67	9	83k	4 juillet	1600	1040	93,20	= 195,72	66,55	= 139,81	....		21,5196	= 34,43	24,888	= 39,89	886 °/oo
						83k,300	18 juillet	2300	1028	46,60	= 117,18	9,46	= 22,63	....		28,52	= 65,596	34,846	= 80,086	816 °/oo
						83k,400	24 juillet	2850	1018	42,94	= 121,93	7,65	= 22,72	....		19,249	= 54,667	27,937	= 79,3427	689 °/oo
16	P	H	1m,71	34	2	64k,700	15 juin 1889	2200	1043	95,89	= 210,958	74,49	= 163,89	....		21,3428	= 46,95	23,266	= 51,186	905 °/oo
						66k,350	22 juin	3500	1038	84,54	= 295,81	64,469	= 225,64	....		14,106	= 49,37	15,97	= 55,90	883 °/oo
						67k,400	4 juillet	3300	1040	93,2	= 307,56	80,5	= 265,93	....		17,93	= 59,198			
17	Cte D	F	1m,62	60	3	92k,600	24 juin	805	1020	67,57	= 54,39	1,22	= 0,98	....		39,93	= 32,44	46,25	= 37,23	863 °/oo
						93k,300	9 juillet	1925	1012	27,96	= 53,82		0	....		19,98	= 38,26	21,67	= 41,71	917 °/oo
18	B	H	1m,64	58	4	80k,600	11 juin	1460	1035	81,55	= 119	29,30	= 42,78	....		30,54	= 44,59	34,26	= 50,22	887 °/oo
						?	22 juin	1725	1031	72,88	= 125,68	15,87	= 29,87	....		28,55	= 49,24	36,56	= 63,06	780 °/oo
						79k,300	30 juin	2000	1018	41,94	= 83,98		0	....		26,156	= 52,31	29,30	= 58,60	892 °/oo
19	L	H	1m,80	43	10	83k,800	18 juillet	2525	1034	70,22	= 199	59,09	= 149,20	....		20,65	= 52,14	23,89	= 60,34	863 °/oo
						83k,300	28 juillet	2730	1023	53,59	= 147	29,19	= 63,79	....		20,84	= 37,30	25,64	= 70,30	812 °/oo
						84k,800	8 août	2680	1021	48,93	= 131,45	16,60	= 44,50	....		21,33	= 57,28	28,64	= 76,74	744 °/oo
20	R	F	1m,58	54	3	93k,600	14 juin	2700	1032	74,56	= 200	39,81	= 107,46	....		19,12	= 51,52	22,04	= 59,51	865 °/oo
						93k,500	2 juillet	2625	1021	48,93	= 128,44	23,20	= 60,90	....		16,37	= 42,97	19,15	= 50,27	855 °/oo
21	D	H	1m,64	55	10	87k,100	10 juillet	2000	1032	74,66	= 149,42	48,60	= 97,20	....		21,61	= 43,22	24,58	= 47,16	916 °/oo
						85k,700	26 juillet	2000	1025	58,23	= 117,50	21,98	= 43,96	....		19,80	= 39,60	21,56	= 43,12	918 °/oo
						83k	4 août	2000	1036	83,88	= 167,76	44,44	= 88,88	....		20,90	= 41,80	25,50	= 51	821 °/oo
22	S	H	1m,70	54	1	101k	3 juillet	1375	1033	76,89	= 105,72	15,87	= 21,79	....		43,63	= 59,35	45,78	= 62,04	954 °/oo
						97k,600	24 juillet	1625	1025	58,25	= 94,25	12,70	= 20,64	....		28,27	= 46,83	37,25	= 60,53	773 °/oo
23	J G	H	1m,55	44	6 mois	49k,700	15 septembre	1700	1028	65,24	= 110,90		0,75	....		51,34	= 87,27	60,56	= 102,95	847 °/oo
						52k	5 octobre	1075	1029	67,66	= 135,46		0	....		58,98	= 97,73	63,91	= 126,22	775 °/oo
24	J	H	1m,65	55	7 ans	69k	31 juillet	2500	1029	67,57	= 168,92	42	= 107,45	....		23,44	= 58,40	26,73	= 64,82	904 °/oo
						67k	20 août	2260	1030	69,90	= 157,97		100,37	....		16,27	= 36,77	19,77	= 44,68	822 °/oo
25	V	F	1m,60	61	6	66k,500	4 août	1110	1028	65,24	= 72,45	9,03	= 10,02	....		36,04	= 40	43,32	= 48,08	831 °/oo
							13 septembre	1100	1027	62,91	= 69,20		0	....		45,94	= 50,33	64,32	= 70,75	744 °/oo
26	M	F					25 août	2350	1010	23,3	= 54,75	2,93	= 6,06	....		13,33	= 31,27	16,06	= 37,74	828 °/oo
							13 septembre	2125	1014	32,62	= 69,31	1,70	= 2,61	....		15,02	= 31,91	19,60	= 41,65	763 °/oo

Tableau A. — (Suite).

Nos d'ordre	Sexe	Taille	Age du sujet années	Age du diabète années	Poids kil.	Date de l'analyse	Quantité d'urine 24 h. cent.	Quantité d'urine densité	Matériaux solides grammes par litre	Matériaux solides grammes par 24 h.	Sucre : grammes par litre	Sucre : grammes par 24 h.	Albumine : gr. p. litre	Albumine : gr. p. 24 h.	Urée : grammes par litre	Urée : grammes par 24 h.	Azote total : gr. par litre	Azote total : gr. par 24 h.	Coefficient d'oxydation
27 M	H	1m,72	68	4		28 août	1550	1023	33,39	= 83,00	12,70	= 19,68	....		25,78	= 39,34	30,65	= 47,50	828 ‰
						12 septembre	2300	1018	42,94	= 98,76	12,21	= 28,08	....		19,70	= 45,31	23,28	= 53,54	846 ‰
28 A	H	1m,68	57	2	110k,500	12 septembre	1500	1019	44,27	= 66,40	1,95	= 292	....		28,76	= 43,11	32,17	= 48,25	894 ‰
					109k,700	3 octobre	1300	1024	55,92	= 72,69	0		....		30,93	= 40,20	42,28	= 55,71	722 ‰
29 C	F	1m,60	65	1		6 octobre	750	1025	58,25	= 43,68	0		....		35,20	= 26,25	42,11	= 31,58	831 ‰
						15 octobre	1350	1026	60,56	= 81,75	12,21	= 16,48	....		26,93	= 36,35	34,70	= 46,84	776 ‰
						26 octobre	1925	1015	34,95	= 67,28	0		....		21,57	= 41,52	27,47	= 52,98	781 ‰
30 V	F	1m,60			67k	12 juin	2700	1041			70,69	= 190,86	....		16,07	= 41,76	17,1856	= 46,40	900 ‰
						19 juin	2760	1035			57,39	= 158,39	....		17,74	= 48,86	20,25	= 55,89	874 ‰
					67k,700	30 juin	2950	1032			45,68	= 132,60	....					?	
31 G	H	1m,75	54	d. trouvé	73k	22 juillet 89	2500	1014	32,62	= 81,55	5,69	= 14,225	....		19,23	= 48,07	20,80	= 52	902 ‰
32 S	H	1m,68	55	15 ans	65k,300	28 juillet	1650	1016	37,28	= 61,51	4,88	= 8,05	....		14,40	= 23,868	15,368	= 25,346	941 ‰
33 L.	H					?	1250	1017			42,82	= 53,52	....		23.225	= 29,031	26,216	= 32,76	886 ‰
34 M	F	1m,60	19	5	44k	15 juin	2725	1044	102,32	= 279,37	85	= 231,62	....		15,02	= 40,92	16,30	= 44,43	921 ‰
35 A	F	1m,64	69	1	99k	18 août	1000	1019	44,27		0		....		26,56		29,68		894 ‰
36 de L.	F	1m,63	64	1	85k,600	2 août	1175	1031	72,28	= 84,93	28,08	= 32,09	....		23,37	= 27,46	?		?
						9 août	1175	1025	38,25	= 68,41	0		....		33,60	= 39,78	40,30	= 47,50	835 ‰
37 G	H	1m,78	50	10	98k,600	29 mai	2660	1036	83,88	= 223,15	42,846	= 113,97	....		24,30	= 65,47	29,38	= 77,16	844 ‰
38 A	F	1m,66	70	2	97k	10 juin	1025	1023	53,59	= 54,93	0		....		28,46	= 29,17			
						4 juillet	1025	1021	48,93	= 50,13	0		....		27,83	= 28,52	34,74	= 32,53	876 ‰
39 D	H	1m,67	53	qq. jours	76k,700	24 août	2010	1025	58.27	= 117,12	36,63	= 73,62	....		11,89	= 23,00	13,98	= 27,20	875 ‰
40 B	H	1m,66	56	1 an	72k,800	17 juillet	1875	1018	52,94	= 80,42	0,24	= 0,45	0,40	= 0.75	10,41	= 36,39	10,74	= 37,02	983 ‰
41 C	H	1m,70	51	4 mois	84k	6 septembre	1300	1022	51,26	= 53,67	0		....		33,176	= 41,16	39,35	= 43,13	843 ‰
42 B	H	1m,80	43	1 an	111k,600	1er juillet	3025	1035	81,33	= 246,69	44,08	= 118,31	....		18,30	= 55,36	20,16	= 60,98	907 ‰

Tableau B. — Coefficient d'oxydation azotée abaissé.

N°s d'ordre	Sexe	Taille	Age du sujet années	Age du diabète années	Poids kil.	Date de l'analyse	Quantité d'urine 24 h. cent.	densité	Matériaux solides grammes par litre	par 24 h.	Sucre : grammes par litre	par 24 h.	Albumine : gr. p. litre	p. 24 h.	Urée : grammes par litre	par 24 h.	Azote total : gr. par litre	par 24 h.	Coefficient d'oxydation
43 P	F	1m,63	41	1	82k,500	27 juin	575	1039	90,87	= 53,25	22,90	= 13,168	....		30,09	= 17,72	48,99	= 28,17	629 °/oo
					?	5 juillet	1200	1024	57,72	= 56,86	3,66	= 4,39	....		27,53	= 34,03	27,53	= 45,08	688 °/oo
					?	20 juillet	1473	1018	42,04	= 63,34	1,22	= 1,78	....		28,14	= 42,46	32,86	= 49,20	863 °/oo
44 F	H	1m,67	44		78k	13 août	775	1039	90,87	= 70,42	41,54	= 32,37	....		32,20	= 24,95	48,20	= 37,25	670 °/oo
					77k	22 août	2200	1010	23,30	= 51,26	0		....		17,02	= 37,44	20,09	= 44,20	847 °/oo
45 A	H	1m,60	45	3	57k,500	28 juin	2150	1017	39,61	= 84,05	3,90	= 8,36	....		17,41	= 36,64	24,68	= 53,84	680 °/oo
					57k,900	19 juillet	1135	1020	46,60	= 52,89	2,31	= 2,53	....		28,27	= 32,09	40,80	= 46,31	692 °/oo
46 L	H	1m,72	33	1	94k,800	9 juillet	1350	1035	81,55	= 100,09	24,31	= 33,818	....		21,37	= 28,85	31,9358	= 42,113	685 °/oo
					?	21 juillet	2760	1013	30,29	= 83,60	2	= 5,52	....		14,84	= 40,958	20,22	= 61,27	733 °/oo
					94k	3 août	2000	1025	58,25	= 116,61	0		....		40,286	= 80,47	41,80	= 83,61	962 °/oo
47 M	H	1m,60	60	5	81k,800	21 juin	1730	1024	55,92	= 96,86	3,66	= 6,40	....		31,92	= 55,86	41,16	= 70,03	706 °/oo
					81k	9 juillet	2230	1015	34,95	= 77,64	1,95	= 4,39	....		21,27	= 47,86	24,26	= 54,58	876 °/oo
48 G	H	1m,72	51	2 mois	85k	25 août	1020	1032	74,56	= 76,05	17,09	= 17,44	....		35,60	= 36,36	48,97	= 49,94	728 °/oo
					85k,400	13 septembre	1550	1024	55,92	= 88,67	1,22	= 1,89	....		34,92	= 53,12	42,68	= 67,15	791 °/oo
49 S	H	1m,60	53	8 ans	96k,700	7 juillet	1450	1020	46,60	= 67,50	0,48	= 0,69	....		32,77	= 47,52	43,83	= 63,55	747 °/oo
					97k	18 juillet	1300	1024	55,96	= 72,69	0		....		38,35	= 49,85	43,85	= 57	874 °/oo
50 C	F	1m,56	62	1		8 août	1125	1020	46,60	= 52,42	3,66	= 4,12	....		26,09	= 29,35	34,81	= 39,16	749 °/oo
							1735	1016	37,28	= 64,67	0		....		23,70	= 41,12	31,05	= 53,87	762 °/oo
51 V	H	1m,65	62	2	115k	30 juin 1889	1250	1026	60,56	= 75,70	12,37	= 15,47	....		23,51	= 29,39	31,22	= 39,15	750 °/oo
						17 juillet	950	1022	51,26	= 48,70	8,66	= 7,42	....		20,08	= 19,08	27,23	= 25,87	737 °/oo
52 L	H	1m,70	38	2	74k,700	22 juillet	1300	1026	60,56	= 78,73	6,35	= 8,25	....		39,50	= 51,33	51,45	= 66,88	767 °/oo
					74k,700	16 août	2030	1015	34,95	= 71,64	0		....		25,83	= 53,15	32,83	= 67,30	789 °/oo
53 de M	F	1m,65	44	6	81k,600	15 mai	1480	1020	46,60	= 68,04	12,21	= 18,71	....		14,758	= 21,84	19,127	= 28,31	771 °/oo
					?	27 mai	2300	1014	32,62	= 74,026	0		....		18,518	= 42,59	23,63	= 58,35	783 °/oo
					80k,200	11 juin	2580	1014	32,62	= 84,16	0		....		17,53	= 45,28		?	?
54 B	F	1m,64	41	1	88k	3 juin	1025	1024	55,92	= 57,32	0,10		....		32,18	= 32,98	41,39	= 42,42	777 °/oo
					89k	29 juin	1100	1026	60,56	= 66,52	0		....		35,12	= 38,63	48,87	= 53,75	718 °/oo
55 R	H	1m,80	74	6	104k	20 juin	1825	1032	74,56	= 136,07	31,013	= 56,575	....		28,21	= 51,36	36,88	= 65,85	779 °/oo
					?	9 juillet	2125	1030	69,90	= 148,54	26,37	= 55,84	....		30,18	= 64,13	34,11	= 72,48	884 °/oo
					102k	18 juillet	1200	1034	70,22	= 85,54	26,86	= 32,23	....		32,42	= 38,90	40,45	= 48,54	801 °/oo
56 M	F	1m,68	44	2	115k	28 juillet	1750	1023	58,25	= 73,06	27,35	= 48,86	....		10,35	= 18,11	14,303	= 25,0337	723 °/oo
57 C	H	1m,63	59	3	62k	9 août	1450	1032	74,56	= 102,11	42	= 60,9	1,15	= 54	24,22	= 34,119	31,56	= 45,75	745 °/oo
58 P	H	1m,74	65	12		3 août	1200	1031	27,74	= 33,29	27,74	= 38,29	....		31,91	= 38.29	42,82	= 51,38	745 °/oo

Tableau C. — Coefficient d'oxydation azotée normal.

N°s d'ordre	Sexe	Taille	Âge du sujet années	Âge du diabète années	Poids kil.	Date de l'analyse	Quantité d'urine 24 h. cent.	densité	Matériaux solides grammes par litre	par 24 h.	Sucre : grammes par litre	par 24 h.	Albumine : gr. p. litre	p. 24 h.	Urée : grammes par litre	par 24 h.	Azote total : gr. par litre	par 24 h.	Coefficient d'oxydation
59 B	H	1m,65	69	12	80k,800	16 mai	1410	1030	69,90	= 98,55	26,86	= 37,87	....		23,41	= 32,018	28,248	= 39,824	804 ‰
					82k,300	4 juin	1800	1027	62,91	= 113,238	25,88	= 46,58	....		26,564	= 47,816	31,053	= 55,89	855 ‰
60 S	H	1m,70	33	d. trouvé	86k,700	18 juin	1700	1023	53,50	= 81,10	0,977	= 1,65	0,45		34,37	= 57,43	42,41	= 72,09	798 ‰
					84k,600	4 septembre	?	1015	34,95	=	0		0		19,85	?	23,77	?	835 ‰
61 P	H	?	51	5		17 juillet	1230	1030	69,90	= 86,27	10,26	= 12,92	....		42,66	= 63,32	51,50	= 64,37	809 ‰
						7 août	1760	1020	46,60	= 82	0		....		26	= 45,76	38,17	= 70,28	651 ‰
62 V	H	1m,67	49	2	82k,400	19 août	735	1034	70,22	= 56,42	8,105	= 4,39	....		45,40	= 33,37	53,38	= 40,70	819 ‰
					82k,700	12 septembre	1200	1027	62,91	= 75,49	0		....		36,30	= 43,56	43,23	= 51,88	837 ‰
63 de L.	F	1m,65	56	6	84k	14 septembre	950	1024	55,92	= 53,02	0		....		39,07	= 37,01	48,88	= 46,43	709 ‰
						29 septembre	1600	1015	34,95	= 55,92	0		....		22,45	= 35,92	28,44	= 45,50	789 ‰

TABLE DES MATIÈRES

Historique. 3
Glycogénie hépatique. 6
Glycosuries. 12
Diabète, définition. 15
Étiologie. 16
Symptomatologie. 18
Accidents nerveux. 25
Oculaires. 32
Ouïe, odorat, goût. 34
Pulmonaires. 34
Digestifs. 36
Urinaires. 39
Vasculaires. 40
Génitaux. 41
Diagnostic. 44
Nutrition. 46
Théories du diabète. 50
Anatomie pathologique. 51
Traitement. 53
Action de la cure de Vichy sur 130 diabétiques. 66
Diabète cérébro-spinal. 71
Diabète pancréatique. 73
Tableaux résumant la désassimilation et les oxydations chez 63 diabétiques. 76

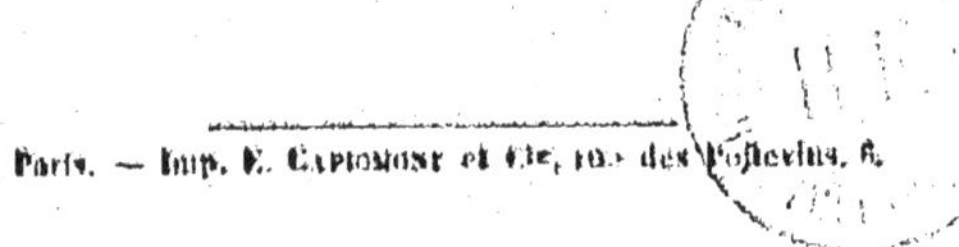

Paris. — Imp. E. Capiomont et Cie, rue des Poitevins, 6.

APPAREIL DU DOCTEUR FRÉMONT

Pour l'estomac (extraction du sucre gastrique pur, lavage, insufflation).

Cet appareil se compose des parties suivantes :

1° Une sonde en caoutchouc C de 75 centimètres, de 9 ou 12 millimètres de diamètre, marquée de traits aux distances de 45, 50, 55 et 60 centimètres, portant un anneau élastique mobile *i*.

2° Un tube en verre de 3 centimètres *r*.

3° Une poire en caoutchouc avec pince *b*.

4° Un tube en caoutchouc de 1 mètre.

5° Un entonnoir en verre.

Cet appareil sans soupapes, ne pouvant se déranger, fonctionne à volonté comme un simple siphon, comme une pompe aspirante, ou comme une pompe foulante : de là ses applications.

A. Extraction du suc gastrique pur. — On sait que l'analyse du suc gastrique est presque toujours indispensable dans les maladies d'estomac, pour porter un diagnostic exact et prescrire une thérapeutique efficace.

Cet appareil réalise un progrès dans cette extraction. La sonde est percée de telle manière que la muqueuse de l'estomac ne peut être pincée : il faudrait pour cela que la sonde fût entourée complètement, comme un doigt de gant : l'estomac renfermant toujours un peu de liquide ou de gaz, il ne peut envelopper complètement la sonde et faire pincer sa muqueuse dans l'aspiration. Cet appareil est toujours suffisant, ce qui n'est pas pour l'expression (pressions sur le ventre des malades), qui ajoute à son inefficacité fréquente d'être toujours désagréable. L'aspiration pratiquée avec cet appareil n'a aucun des dangers du pompage, parce que la sonde ne peut pincer la muqueuse de l'estomac et que l'aspiration est douce, lente, toujours modérée.

Lorsqu'on veut retirer le suc gastrique, on n'emploie que la sonde et la poire ; la sonde est introduite dans l'estomac, la poire est aplatie, on ferme la pince et on laisse la poire revenir ; le suc gastrique afflue. On vide la poire directement dans un verre. Si on désire avoir une plus grande quantité de suc gastrique pur, il suffit d'aplatir la poire, de fermer la pince : le suc gastrique afflue de nouveau ; puis on vide l'appareil. Si le suc gastrique ne vient pas, la sonde étant suffisamment enfoncée, c'est qu'une parcelle alimentaire bouche la sonde : il suffit de chasser un peu d'air pour la désobstruer.

L'extraction du suc gastrique se fait donc facilement, sans aucun danger : on peut le retirer, soit après un repas d'épreuve, soit longtemps après le repas, soit à jeun. Grâce à cela, il est facile,

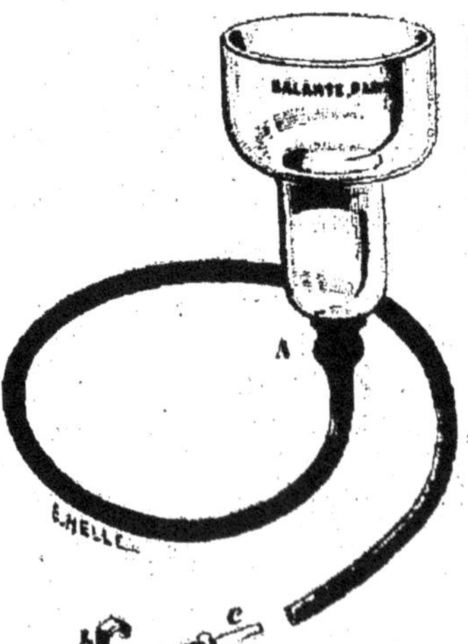

par l'analyse chimique et microbienne de ce suc gastrique, d'établir la nature de la dyspepsie : voir s'il y a sécrétion exagérée d'acide chlorhydrique (dyspepsie hyperchlorhydrique), diminution (dyspepsie hypochlorhydrique), ou même absence (apepsie). Il permet également de reconnaître la richesse en pepsine. Guidé par ces analyses, le médecin peut instituer un traitement qui soulage toujours et guérit souvent.

B. Lavage de l'estomac. — Cet appareil présente les avantages suivants :

1° Il permet de retirer par le liquide qui reste dans certains estomacs à jeun et de l'analyser ; il permet de le retirer entièrement, de le mesurer, et de juger de l'influence du traitement sur ce point.

2° La sonde est percée de telle manière que la muqueuse de l'estomac ne peut être pincée.

3° Un anneau élastique mobile permet de marquer le point spécial à chaque malade, suivant sa taille et le degré de relâchement de son estomac, auquel doit s'arrêter l'introduction de la sonde ; dans la suite, il suffit d'enfoncer la sonde jusqu'à l'anneau. On évite ainsi le tâtonnement si pénible pour le malade.

4° Les traits aux distances de 45, 50, 55 et 60 centimètres permettent d'évaluer immédiatement quelle longueur de sonde doit être introduite pour chaque malade. S'il n'a pas d'appareil à lui, il suffit de noter cette longueur ; au lavage suivant, on met l'anneau élastique à cette distance, et on n'a plus qu'à faire avaler jusqu'à cet anneau.

5° Il est possible d'aspirer ou d'insuffler suivant les besoins.

6° L'entonnoir se tient mieux en main.

C. Insufflation. — Dans les cas d'opération sur l'estomac (ouverture pour retirer un corps étranger, etc.), cet appareil sera d'autant plus précieux qu'il permet une insufflation graduelle ou une aspiration, suivant les moments de l'intervention chirurgicale.

Pour laver l'estomac, il suffit de mettre le tube sur le raccord de la sonde stomacale.

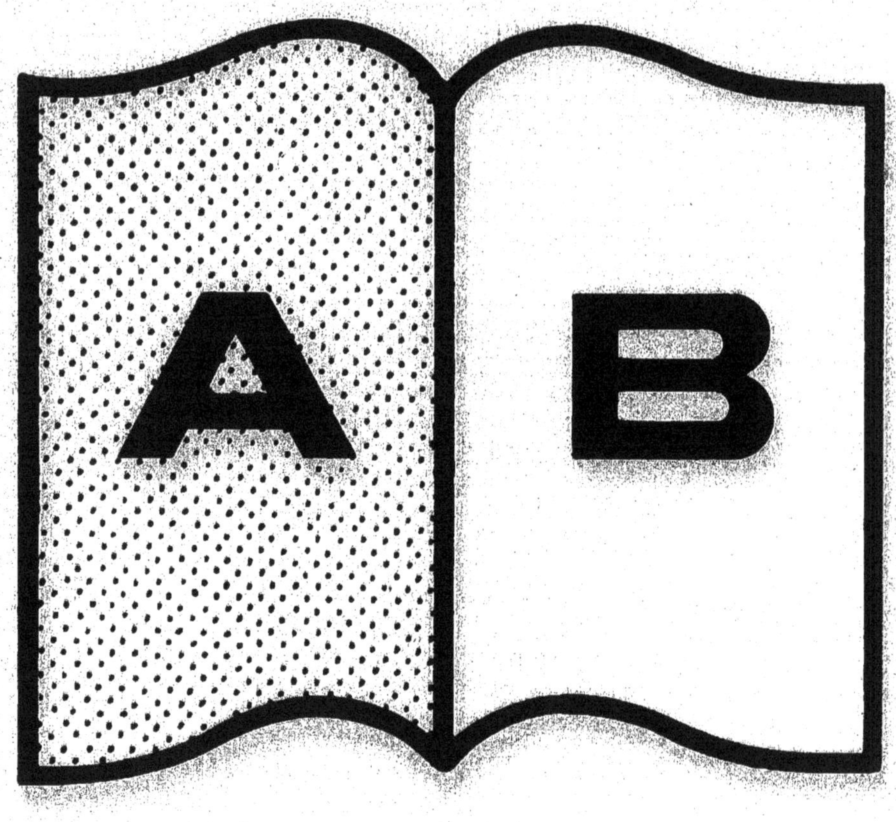

Contraste insuffisant

NF Z 43-120-14

www.ingramcontent.com/pod-product-compliance
Ingram Content Group UK Ltd.
Pitfield, Milton Keynes, MK11 3LW, UK
UKHW020204200726
13856UKWH00003B/1186